A. SANSON

SECRÉTAIRE-ADJOINT DE LA SOCIÉTÉ IMPÉRIALE ET CENTRALE DE MÉDECINE VÉTÉRINAIRE

LE MEILLEUR PRÉSERVATIF DE LA RAGE

ÉTUDE DE LA PHYSIONOMIE DES CHIENS ET DES CHATS ENRAGÉS

lésions, causes

degré de contagion du virus ; remèdes antirabiques

PARIS

BUREAUX de La Science pittoresque, 5, RUE DES HALLES.

BUREAUX de La Culture, 12, RUE DES ROSIERS.

1860

Paris. — Imprimerie DUBUISSON et Ce, rue Coq-Héron.

TABLE DES MATIÈRES

OUVRAGES DU MÊME AUTEUR

LES MISSIONNAIRES DU PROGRÈS AGRICOLE, 1 vol. in-18. Paris, 1858.

L'ESPÈCE OVINE DE L'OUEST ET SON AMÉLIORATION, 1 vol. in-16. Paris, 1858.

DE L'ORIGINE DU SUCRE DANS L'ÉCONOMIE ANIMALE. Broch. in-8°. Paris, 1858. (Extrait du Journal de la physiologie de l'homme et des animaux, du docteur Brown-Séquard.)

LES PRINCIPAUX FAITS DE LA CHIMIE, 1 vol. in-32. Paris, 1860. (Fait partie de la *Bibliothèque utile.*)

LE MEILLEUR

PRÉSERVATIF DE LA RAGE

I.

Chacun sait la frayeur causée par la seule pensée d'un animal enragé, lorsqu'elle se présente à l'esprit. Je lis à l'instant, dans un journal de province, cette nouvelle, dont la forme n'est qu'une variante de celles qui sont toujours consacrées à ces sortes d'événements : « Hier, paraît-il, un de ces redoutables animaux qui sèment la terreur partout où ils passent, a parcouru le faubourg Saint-Sépulcre. »

C'est que personne n'ignore, dans le public, que la morsure d'un de ces animaux peut inoculer à l'homme un virus qui le conduira fatalement à une mort prompte, si des précautions n'ont pas été immédiatement prises pour entraver l'absorption de ce virus. L'imagination des lecteurs de journaux est à chaque instant frappée par les récits lamentables des accidents de cette nature, qui se multiplient d'une manière bien propre à émouvoir toute la sollicitude des hommes qui s'occupent d'hygiène publique

Plusieurs raisons, toutefois, peuvent expliquer suffisamment la fréquence des cas de rage qui s'offrent à l'observation.

La principale est que, dans les classes élevées de la société, le nombre des chiens de luxe va toujours croissant, en même temps que les soins dont ils sont l'objet de la part de ceux qui les possèdent, l'*intimité* dont ils jouissent auprès d'eux, augmentent les occasions de contact.

Or, je n'ai jamais songé, pour ma part, sans frémir, que cette jolie femme, grande dame ou lorette, qui passe près de moi dans la rue, portant sur ses bras un beau *King Charles* ou un *Stuart* qu'elle cajole, pouvait devenir, l'instant d'après, victime d'une égratignure faite par la petite dent aiguë de ce chien sur la main blanche et effilée qui caresse en jouant son oreille soyeuse, ou même seulement d'un amical baiser de sa langue veloutée.

Car il ne faut pas croire, et c'est là pourtant un des nombreux préjugés fort répandus, que ces petits animaux, chiens ou chats, chez lesquels la rage se développe spontanément, et que nous admettons si volontiers à partager notre existence dans ses détails les plus intimes; il ne faut pas croire, dis-je, que chez eux la cruelle maladie commence seulement à devenir dangereuse pour l'homme, à dater du moment où se sont manifestés des signes de fureur ou de rage. Et rien ne dit qu'à cet instant même où vous voyez le petit King Charles dont je parlais tout à l'heure sur les bras de sa maîtresse, un accès du mal auquel il peut être en proie, ne lui fera pas tout à coup inoculer le virus mortel. Ces choses-là se passent assez souvent, et j'en veux dès à présent raconter un exemple très frappant.

Lorsque j'étudiais à Alfort, il vint un matin à la consultation une dame qui tenait sur son sein un de ces petits êtres privilégiés que l'on nomme chiens de manchon. Cette dame avait cru remarquer quelque chose d'extraordinaire dans les habitudes de son favori, sans pour cela y ajouter une bien grande importance, puisqu'on vient de voir le peu de précautions qu'elle avait prises pour l'amener à l'école. Au nombre des particularités qu'avait présentées ce chien, se trouvait celle d'avoir, le matin même, mordu en jouant le pied d'*une personne*, que sa maîtresse ne désigna pas autrement d'abord.

. Après un rapide examen de la physionomie de l'animal, M. le professeur H. Bouley, mon maître et mon excellent ami, crut pouvoir affirmer à la consultante qu'elle venait de porter dans ses bras un chien enragé; et il donna, dans cette circonstance, une preuve nouvelle de ce tact médical et de cette sûreté de diagnostic que tous ceux qui ont suivi sa clinique lui connaissent, car le chien, retenu à Alfort, y succombait trois jours après à la paralysie qui termine toujours la rage.

Je dois ajouter qu'après avoir entendu cet arrêt de la science, quelque peu effrayant, la dame demanda ce qu'il y aurait à faire pour prévenir les suites de la morsure dont elle avait parlé. On lui répondit nécessairement qu'une cautérisation très prochaine pouvait seule offrir quelques chances de succès. Et témoin de cette scène, je me souviens que ce ne fut pas sans éprouver un sentiment bien pénible, que nous la vîmes tous ôter avec beaucoup de sang-froid sa bottine; car cette personne qui avait été mordue par le chien enragé n'était autre qu'elle-même. La gravité de sa situation, à n'en point douter, lui fit supporter sans la moindre émotion visible la cautérisation au fer rouge de la piqûre presque imperceptible produite par la dent du petit chien.

Cette anecdote, que j'ai choisie entre mille, attendu qu'il ne se passe pas de semaine sans que, dans les écoles vétérinaires ou dans les établissements spéciaux où sont reçus les chiens malades, elle ne se répète quant au fond, cette anecdote prouve suffisamment à quels dangers sont exposés, du fait de la rage, tous ceux qui font du chien ou du chat le compagnon de leur vie. Et je n'ai pas besoin de dire combien ils sont nombreux.

L'expérience a démontré la complète inefficacité de tous

les moyens employés jusqu'à présent pour diminuer les cas de rage constatés chaque année : mesures de police, impôt sur les chiens, etc., tout cela s'est montré d'une radicale impuissance. Une discussion récente, à l'Académie royale de médecine de Turin, qui avait été consultée sur la question par la municipalité de cette ville, a montré une fois de plus l'inanité de ces mesures coercitives. Et à cette occasion il s'est produit une opinion que la statistique pourra bien corroborer, lorsqu'elle aura été sévèrement exécutée ; cette opinion consiste à prétendre que, depuis qu'un impôt a été mis sur les chiens, notamment, un sensible accroissement du nombre des cas de rage se serait montré. On attribuerait ce fait aux entraves apportées depuis lors à la liberté de ces animaux. Toujours est-il que l'on peut faire remarquer à ceux qui ont voyagé en Orient, que la rage canine est à peu près inconnue à Constantinople, et Dieu sait la quantité de chiens errants que l'on rencontre dans cette cité du Bosphore. Le préjugé attribue cette immunité au climat, mais la science a prouvé depuis longtemps, ainsi que nous le verrons par la suite, que la rage est loin d'être inconnue et même rare dans les pays chauds.

Quoi qu'il en soit, les prétendus spécifiques médicamenteux tant vantés pour ce que l'on appelle à tort la guérison de la rage, ne sauraient non plus, ainsi que nous le verrons, bénéficier des résultats apparents qui se produisent dans les cas de leur emploi ; en admettant même que ces spécifiques, quelques-uns d'entre eux du moins, eussent quelque efficacité, ce ne pourrait être, après tout, qu'une ressource bien précaire. Et la cautérisation elle-même, le seul moyen pourtant qui offre des chances positives de succès, pour prévenir les effets de l'inoculation du virus rabique, la cautérisation ne peut être efficace qu'autant qu'elle a été assez profonde, assez intense et assez prompte pour détruire les parties contaminées par le virus et s'opposer à son absorption, dont le temps n'est pas encore bien déterminé, mais qui est toujours très rapide, ainsi que le montrent des expériences dont nous aurons à nous occuper.

En présence de toutes ces circonstances et de l'inconsistance de tous les autres moyens prophylactiques généraux, basés sur des considérations étiologiques un peu bien fantaisistes, qui ont été proposés dans ces derniers temps, j'avais pensé il y a quelques années qu'il pourrait être utile d'entrer dans une autre voie. Il m'avait semblé qu'un seul moyen de nous mettre en garde contre les animaux enragés pouvait être efficace, et que ce moyen consistait à être en mesure de distinguer autant que possible la physionomie de l'animal sous le coup des premiers signes de la rage, avant qu'il soit devenu dangereux pour son maître, de celle de l'animal bien portant. Dans ce cas, en effet, des mesures préventives pourraient être prises à coup sûr et éviter toute espèce d'accident. Il s'agissait donc de donner une description exacte de la physionomie qui appartient aux animaux qui ont avec l'homme les rapports les plus fréquents, lorsqu'ils sont aux prises avec la rage ; il fallait en même temps détruire les nombreux préjugés et les non moins nombreuses erreurs qui règnent au sujet de cette fatale affection ; il fallait, en outre, répandre quelques vérités consolantes que des observations et des expériences sérieuses ont fait découvrir relativement au danger moyen que les chiens enragés font courir à la société.

Mais le point essentiel, sans contredit, devait être la peinture de ce que l'on appelle dans la science les prodromes de la rage, car il n'est aucun besoin d'insister pour faire voir que leur connaissance seule peut mettre sûrement à l'abri des effets de la maladie qui se développe. L'enfant qui ignore le feu s'y brûle une première fois, mais non plus jamais ensuite.

Cette idée reçut, dans un journal agricole, un commencement d'exécution qui montra que je ne m'étais point trompé

A la manière dont les lecteurs de ce journal accueillirent la série d'articles que je consacrai à cette question, il fut facile de voir que la voie était bonne, et cela permet d'espérer que je serai suivi avec plus d'intérêt encore, si je la parcours de nouveau en l'explorant ici plus attentivement.

II.

Ce que c'est qu'un animal enragé.

S'il est vrai, en général, qu'une expression est d'autant plus heureuse qu'elle peint plus fidèlement l'objet auquel elle s'applique, on reconnaîtra, j'espère, par la suite de cette étude, que celle de rage, appliquée aux animaux, et plus particulièrement au chien et au chat, a eu cependant plus d'un inconvénient.

Cette expression, en effet, dans son énergique signification, entraîne nécessairement un ensemble d'idées qui toutes se rapportent à des phénomènes de fureur, à des mouvements et à des actes de rage, en un mot, et qui font concevoir de la physionomie de l'animal enragé un portrait très certainement infidèle.

Aussi le public ne s'émeut-il ordinairement, au sujet des chiens enragés, qu'à dater du moment où des *actes de frénésie*, des *accès de rage* se sont manifestés. L'attention ne s'éveille qu'après l'accomplissement de malheurs irréparables, et alors qu'il n'en est plus temps. Et, dans ce fâcheux résultat, grande est la part qui revient à la vicieuse appellation adoptée par l'usage, avant que l'étude de la curieuse et terrible affection eût été amenée au point où elle en est aujourd'hui.

N'ayant à exprimer que les effets les plus ordinaires et les plus apparents d'un mal qu'ils n'avaient observé que superficiellement, on conçoit que, dans un temps qu'il est inutile de préciser, ceux qui ont donné les premiers à ce mal le nom de rage se soient contentés d'une expression qui avait le mérite de rendre exactement l'idée qu'ils s'en faisaient. On ne saurait, en outre, leur en vouloir de ce que, ayant eu peut-être en vue d'inspirer par là une salutaire crainte, ils aient précisément amené ce résultat funeste de faire naître, par contre, une dangereuse sécurité, en présence de toute manifestation symptomatique qui ne se traduisait pas, chez les chiens et les chats, par des signes de rage et de fureur.

Sans prétendre donc à faire renoncer mes lecteurs au langage consacré par l'usage des siècles, lequel a d'ailleurs assurément son bon côté dans ce cas, je devais nonobstant les mettre dès le début en garde contre une signification trop absolue du mot dont il s'agit ; je devais surtout tâcher de prévenir une grave méprise, qui sera mise tout à fait en lumière par l'étude complète que nous allons faire de la physionomie des animaux enragés.

III.

Le préjugé de l'hydrophobie.

Il faut repousser dès à présent aussi cette autre appellation, plus moderne, plus *savante*, que l'on donne généralement à la maladie dont nous nous occupons ; je veux parler du nom d'*hydrophobie*, que le public lettré croit plus convenable et plus euphonique, et qui se trouve même consigné dans quelques ouvrages scientifiques. Ce mot signifie *horreur de l'eau* (je ne donne cette explication, bien entendu, que pour mes charmantes lectrices, auxquelles je ne puis faire l'injure de supposer la connaissance du grec), et il a la prétention de peindre ce que l'on croit généralement être le symptôme essentiel de la rage. Or, nous verrons que rien n'est plus erroné. S'il est vrai qu'arrivé à une certaine période de la maladie, le chien enragé éprouve des accidents de paralysie du côté des muscles du gosier, qui s'opposent à la déglutition de l'eau, il n'en est pas moins certain qu'au moment où il est le plus dangereux, c'est-à-dire au début de la maladie, l'animal boit parfaitement, et souvent, le plus ordinairement même, ainsi que nous le verrons, avec avidité.

L'*hydrophobie*, en tant que symptôme principal de la rage, est donc un préjugé dangereux qu'il importe avant tout de détruire, et nous y insisterons en temps et lieu. Je me borne à dire ici que, l'erreur étant admise sur ce point, il s'ensuit nécessairement que l'on doit renoncer à qualifier d'*hydrophobe* un animal enragé; car, en se servant de cette expression, on concourt à répandre et à perpétuer une erreur dont je n'ai pas besoin de faire autrement ressortir, quant à présent, les conséquences fâcheuses.

IV.

Quels sont les animaux qui peuvent contracter spontanément la rage.

Jusqu'à ce moment, on n'a observé le développement spontané de la rage que chez les animaux rangés par les naturalistes dans les deux genres *felis* et *canis*. Le chat et le chien, parmi nos animaux domestiques, appartiennent seuls à ces deux genres. Le loup et le renard sont également les seules bêtes sauvages de nos climats avec lesquelles nous pouvons avoir des relations fortuites qui en fassent aussi partie. Quant au lion, au tigre, au chacal, etc., toutes espèces encore des genres *felis* et *canis*, je n'en parlerai que pour mémoire, puisque nous n'avons pas, Dieu merci! le dangereux honneur de les compter parmi nos voisins ailleurs qu'en Algérie, où les progrès de la colonisation les feront certainement disparaître.

Il est bon de faire remarquer que ce fatal attribut du développement spontané de la rage semble appartenir en propre aux carnivores, c'est-à-dire aux animaux qui composent avec de la chair le menu habituel de leurs repas.

Quant aux modestes herbivores, qui se sont en plus grand nombre ralliés à nous, ils en paraissent tout à fait exempts. Le cheval (que je ne qualifie ici de modeste que par pure concession), l'âne, le mulet, le bœuf, le mouton, la chèvre, le lapin et les oiseaux de basse-cour, ne peuvent contracter la rage que par suite d'inoculation directe, c'est-à-dire quand ils ont été *mordus* par un des carnivores des genres *felis* et *canis* en proie lui-même à la terrible affection, ou lorsque le virus rabique leur a été expérimentalement inséré.

Le porc, malgré sa qualité d'omnivore, ou peut-être bien même *à cause* de cette qualité, n'est pas non plus susceptible de contracter spontanément la rage.

V.

Physionomie et attitudes du chien enragé.

Nous voici arrivés au point véritablement important de notre étude, et nous devons lui consacrer des développements tels qu'aucun détail pratique ne soit laissé dans l'ombre. Le but à atteindre est de mettre le lecteur en mesure de diagnostiquer, aussi sûrement que l'homme spécial, la maladie qui nous occupe, d'après ses premières manifestations, et avant qu'aucun signe de fureur, aucun accès de rage, ne se soit montré. Nous devons viser, en d'autres termes, à ce que chacun puisse, le cas échéant, prendre en temps opportun les précautions capables de rendre inoffensif l'animal enragé.

Dans la description que je vais faire, nous prendrons pour type la rage canine, pour ce motif qu'étant la plus fréquente, elle est la plus essentielle à bien connaître. Je rapporterai ensuite à ce type les quelques particularités que présentent les autres animaux dont nous avons parlé.

Les symptômes du *début* de la rage sont, ai-je dit, les plus essentiels à connaître, au point de vue préventif auquel nous sommes ici placés. Un auteur vétérinaire anglais, M. William Youatt, dans un livre sur le chien, publié à Londres en 1845 par la société formée pour la propagation des connaissances utiles, a tracé de ces symptômes un tableau très fidèle et frappant. J'en emprunte la traduction à M. H. Bouley, qui, en constatant de son côté l'exactitude de la peinture du vétérinaire anglais, y a ajouté plusieurs remarques intéressantes, puisées à la source si abondante et si précieuse de sa clinique de l'école d'Alfort. Nous aurons occasion d'en tirer grand parti.

« Pendant plusieurs heures consécutives, dit M. Youatt, le chien malade se retire dans son panier ou dans sa niche. *Il ne montre aucune disposition à mordre, et il obéit encore, quoique avec lenteur, à la voix qui l'appelle.* Il est comme crispé sur lui-même, et sa tête est cachée profondément entre la poitrine et les pattes de devant.

» Bientôt il commence à devenir *inquiet*, il cherche une *nouvelle place* pour se reposer, et ne tarde pas à la quitter pour en chercher une autre ; puis il retourne à son lit, dans lequel il *s'agite* continuellement, *ne pouvant trouver une position qui lui convienne.* Du fond de son lit, il jette autour de lui un regard dont l'expression est étrange. *Son attitude est* SOMBRE *et* SUSPECTE. *Il va d'un membre de la famille à l'autre, fixe sur chacun des yeux résolus*, et semble *demander* à tous alternativement un remède au mal qu'il ressent. »

M. H. Bouley, juge si compétent en pareille matière, insiste sur cette particularité, dont nous avons tous été frappés, nous qui avons étudié de près les chiens enragés : que ces animaux montrent une soumission, une docilité persistante, même pendant un certain temps après le début des premiers symptômes de la maladie ; il remarque aussi cet autre fait, bien digne de fixer toute notre attention, que le chien, au début de la rage, manifeste en général *peu de propension à mordre son maître ou les personnes qui l'entourent.*

« J'ai vu souvent, dit à ce sujet notre affectionné maître, des chiens enragés conduits à l'école par des personnes qui ignoraient la nature de leur mal, rester au milieu des élèves, se laisser toucher et caresser par eux sans leur faire aucun mal. »

Cela suffit, certainement, pour faire voir le danger de ce préjugé si répandu, qui consiste à prétendre que, dès qu'il se sent pris de rage, le chien s'empresse de *fuir* la maison qu'il habite, pour aller à l'aventure errer dans la campagne, en suivant de préférence le cours des ruisseaux ou des rivières. Il est bien avéré, maintenant, que le chien enragé ne manifeste aucune de ces tendances, aussi longtemps qu'il n'a pas été excité par des causes extérieures dont nous aurons à connaître les principales. Le pauvre animal demeure au logis, et il succomberait infailliblement sans avoir donné aucun signe de frénésie, s'il était entièrement soustrait à ces causes d'excitation. Tout se bornerait à des modifications caractéristiques dans son habitude extérieure.

Au nombre de ces modifications, l'auteur anglais plus haut cité place une sorte de délire que M. H. Bouley déclare n'avoir point observé, mais que je crois pour ma part avoir bien saisi deux fois. La première, ce fut sur une chienne que je fis tuer peu d'instants après, parce qu'elle montra un autre symptôme tout à fait certain, et dont je parlerai longuement plus loin ; la seconde fois, j'observai ce délire chez un chien que j'avais fait solidement séquestrer pour avoir été mordu par un chien suspect, et qui mourut de la rage peu de jours après mon observation.

Conduit par ce qui se passe chez l'homme sous le coup de la rage, M. Youatt a été amené à observer le chien au point de vue particulier de ce délire. Après avoir parlé des idées étranges qui, dans les moments dont il s'agit, assiégent et absorbent l'homme frappé de l'affreuse maladie, voici ce qu'il dit :

« Ainsi en est-il du chien, soit qu'il guette les particules qui flottent dans l'air, ou les insectes qui voltigent autour de lui, ou *les ennemis dont il se croit entouré* de toutes parts, un mot le rappelle à lui en un moment. Dispersés par l'influence magique de la voix de son maître, tous ces objets de terreur disparaissent, et il rampe vers lui avec la même expression d'attachement qui lui était particulière dans l'état de santé.

» Alors vient un moment de repos ; les yeux se ferment lentement, la tête se penche, les membres de devant semblent se dérober sous le corps, et l'animal est prêt à tomber ; mais tout à coup il se redresse. De nouveaux *fantômes* viennent l'assiéger. Il regarde autour de lui avec une expression sauvage, happe comme pour saisir un objet à la portée de sa dent, *aboie* et se lance à l'extrémité de sa chaîne, à la rencontre d'un ennemi qui n'existe que dans son imagination. »

Ce sont bien là, je le répète, les signes qu'il m'a été donné d'observer sur les deux chiens plus haut cités, et qui sont de véritables *hallucinations*. Chez l'un surtout, qui était précisément dans cet état lorsque nous arrivâmes près de lui, son maître et moi, je pus voir soudain se produire cette sorte de retour à lui-même dont parle l'auteur anglais ; lorsque son maître, en s'approchant, lui fit entendre le nom par lequel il avait coutume de l'appeler, le pauvre animal, très doux et très-soumis de sa nature, s'avança en rampant pour prodiguer à celui qui lui faisait entendre une voix amie ses caresses habituelles, qui, dans ce cas, paraissaient même plus pressantes et plus réitérées que d'ordinaire. Ce ne fut que sur l'expression très affirmative des craintes que les signes du délire en question m'avaient fait concevoir, que le maître de ce chien consentit à se retirer. Il avait peine à admettre que l'animal, tout en lui prodiguant de semblables caresses, pût être enragé ; il l'avait cru seulement un peu indisposé.

On a remarqué, effectivement, que le caractère du malade influe considérablement, en ce point, sur les manifestations de la maladie. Ainsi, lorque le chien est d'un naturel affectueux, fidèle, son attachement pour son maître semble avoir *augmenté*, et, par toutes sortes de moyens, il cherche à le manifester. On dirait qu'il veut faire appel à sa pitié ; ses attitudes sont, en ce sens, d'une remarquable éloquence. Il manifeste dans tous les cas une réelle inquiétude ; mais il est bien évident que rien en lui n'indique la moindre propension à la férocité, tant qu'il ne se trouve qu'en présence des personnes au milieu desquelles il vit habituellement.

Ces premiers symptômes, que M. Youatt dit avoir toujours vus se succéder régulièrement, ont à coup sûr toute l'importance qu'il leur accorde ; il n'est aucun observateur attentif, ayant été en situation de voir beaucoup de chiens enragés, qui n'en ait vérifié l'exatitude. On ne saurait donc y revenir trop souvent pour les bien graver dans l'esprit du lecteur ; car c'est de la méconnaissance à peu près constante de la plupart de ces signes du début de la rage que résultent les quatre-vingt-dix-neuf centièmes des malheurs qui arrivent. J'en raconterai bientôt des exemples authentiques ; mais il nous faut avant poursuivre la description de ces signes.

Nous avons dit que le caractère du malade influe sur les manifestations de la maladie. En effet, si, au lieu d'être d'un naturel doux et affectueux, le chien est au contraire irascible et *naturellement hargneux et méchant*, s'il a été dressé pour la défense et n'entretient pas habituellement avec l'homme ces relations affectueuses qui sont propres au chien d'appartement et même à la plupart des chiens de chasse, alors les choses se passent tout différemment, l'aspect de l'animal enragé devient vraiment terrifiant ; ses yeux étincellent comme deux globes de feu, et leur éclat est celui de la férocité.

Mais il est extrêmement important de se bien pénétrer de ce fait, que les seuls animaux dont le caractère est demeuré inculte et tout à fait sauvage, offrent cette physionomie lorsqu'ils sont atteints de la maladie que nous étudions. Je n'ai pas besoin d'insister pour faire savoir qu'il s'agit ici d'une infime exception, et que par conséquent il nous suffit de l'avoir signalée. Autrement utile est la connaissance complète des moindres détails relatifs aux symptômes que présentent le chien ou le chat qui vivent constamment au milieu de nous, lorsqu'ils sont sous le coup de la terrible maladie rabique.

Nous ne saurions trop nous arrêter, notamment, sur ces signes d'inquiétude et d'agitation continuelle qui caractérisent si bien le début de la rage, et sur lesquels revient à chaque instant l'auteur anglais déjà cité. Le chien sous le coup de la rage, répète M. Youatt, *va, vient, rôde* incessamment d'un coin à un autre, continuellement il *se lève* et *se couche* et *change de position* de toutes manières. — Il dispose son lit avec ses *pattes*, le refoule avec son *museau*, pour l'amonceler en *tas* sur lequel il semble se complaire à *reposer sa poitrine;* puis, tout à coup, il se redresse et *rejette tout loin de lui.* S'il est enfermé dans une niche close, il ne reste pas un seul moment en repos, et tourne incessamment d'un coin à un autre. S'il est en liberté, il semble à la *recherche d'un objet perdu*, et *fouille tous les coins et recoins de la chambre avec une violente ardeur qui ne se fixe nulle part.*

Toutes ces particularités signalées par le vétérinaire anglais sont d'une rigoureuse exactitude. Les faits abondent pour les confirmer. J'en raconterai quelques-uns, empruntés à divers auteurs, et qui auront, j'espère, l'avantage, en mettant ces signes en action, de les faire mieux saisir. Je pourrais y joindre ceux que j'ai observés personnellement ; je préfère en appeler à l'autorité des maîtres.

En 1813, rapporte M. Youatt, un jeune enfant qui essayait d'enlever à un chien sa pâtée qu'on venait de lui servir, fut légèrement égratigné par un coup de dents que celui-ci lui donna en se défendant. Huit jours après, les symptômes de la rage se déclarèrent sur le chien ; la maladie suivit son cours et l'animal mourut.

Quelques jours après la mort de ce chien, l'enfant qu'il avait mordu en défendant sa pâtée, *huit jours avant* que les symptômes de la rage fussent apercevables chez lui, devint de la manière la plus évidente en proie aux symptômes de cette maladie et y succomba également.

Voilà, on en conviendra sans doute, un début qui ne répond point du tout à l'idée que l'on se fait généralement de la rage, et qui montre bien avec quel soin on doit observer les moindres modifications qui peuvent se présenter dans la manière d'être des chiens et des chats qui vivent avec nous.

Le 21 octobre de la même année 1813, un chien fut présenté à l'examen du même vétérinaire. Ce chien, disait-on, avait vomi une quantité considérable de sang coagulé. L'exploration attentive fit voir une tuméfaction de la gueule et permit de constater que quelques dents incisives avaient été arrachées. En interrogeant le domestique qui le présentait, M. Youatt apprit que la nuit précédente ce chien avait arraché un côté de sa niche. Son attention ayant été éveillée par ce renseignement, le vétérinaire anglais nous dit qu'il crut devoir causer de choses et d'autres, pour gagner du temps et observer le malade à la dérobée. « Je vis alors, ajoute-t-il, ou plutôt il me sembla, que l'animal était sur la piste de quelque objet imaginaire, mais ce symptôme était presque insaisissable. »

M. Youatt insista pour que ce chien fût laissé chez lui en observation, désirant être mieux en mesure d'étudier attentivement les symptômes qu'il pourrait présenter. L'animal ne voulut pas manger, mais notre auteur constate qu'*il* BUT *une très grande quantité d'*EAU.

Sur les indications du vétérinaire, un chirurgien avait eu à donner ses soins à plusieurs personnes contaminées par le chien dont il s'agit. Une de ces personnes s'était écorché la main en lui administrant une potion ; deux autres avaient fait lécher par lui des blessures qu'elles portaient, pratique absurde et détestable, dit avec raison l'auteur, à laquelle on l'avait habitué parce qu'il était très attaché.

En voyant le chien boire de l'eau avec une si grande avidité, ce chirurgien, ajoute M. Youatt, commencait évidemment à douter de l'opinion qui lui avait fait admettre la rage dans ce cas, quoiqu'il ne pût nier *l'expression égarée des yeux* de l'animal et l'existence d'une écume abondante sur l'eau qu'on lui donnait à boire. Mais bientôt le doute ne fut plus permis, car le 26 octobre, six jours après son arrivée, on entendit le chien pousser le *hurlement de la rage*, et le 30 il mourut.

On voit que dans ce cas les seules attitudes du chien suffirent pour permettre d'asseoir un diagnostic fondé. Avant que le signe caractéristique que je viens de souligner et dont nous nous occuperons avec détail lorsque nous en serons arrivés au point de la maladie auquel il correspond, se fût produit, M. Youatt s'était justement prononcé pour l'existence de la rage.

En racontant ce fait, il s'efforce de mettre en relief l'importance diagnostique du délire dont nous avons déjà parlé, et qui, suivant lui, ne trompe jamais, quand on l'a une fois observé ; je partage en cela son avis de la manière la plus absolue. Voici du reste un autre fait propre à mettre plus encore en évidence la valeur du signe dont il s'agit. Ce fait est encore tiré de la pratique du même vétérinaire.

M. Youatt fut appelé un jour en consultation, avec un médecin, auprès d'un jeune homme qui avait été mordu par un de ses chiens. Comme il entrait dans la chambre du malade, il vit le chien en train de dévorer une pâtée, et le médecin, qui était arrivé avant lui, fit observer aussitôt, pour ce motif, que ce n'était certes pas là de la rage. Il n'avait pas fini de parler, rapporte M. Youatt, que le chien, abandonnant son écuelle, *se lançait sur le mur avec un aboiement furieux, comme s'il eût voulu saisir quelque objet imaginaire qu'il croyait y voir.*

« Que pensez-vous de cela ? » dit-il au médecin. Celui-ci répondit que le chien avait sans doute entendu quelque bruit de l'autre côté du mur. Néanmoins, sur les vives instances du vétérinaire, il consentit à exciser sur son malade la partie qui avait été mordue ; et bien lui en prit pour ce dernier, car c'était réellement un symptôme de rage qu'ils avaient observé. Le chien qui l'avait présenté communiqua la maladie à un pauvre animal de son espèce qu'on lui fit mordre expérimentalement, et de celui-ci on put encore la transmettre à un troisième.

On voit déjà, par les faits qui précèdent, qu'un chien ou un chat peut être parfaitement enragé et communiquer la terrible affection dont il est atteint, sans avoir encore manifesté aucun des signes que le public considère comme seuls caractéristiques de la rage. On voit aussi par là toute l'importance de ceux sur lesquels je cherche à appeler l'attention. L'histoire anecdotique de la prétendue hydrophobie est remplie de faits de ce genre. Il y en a surtout un que je veux raconter tout au long, à cause de l'intérêt qu'il emprunte aux circonstances dont il est entouré. C'est M. le professeur H. Bouley qui l'a observé, et qui le rapporte en ces termes :

« Il y a quelques années, dit mon affectionné maître, je fus appelé à examiner, chez M. le comte Demidoff, à Paris, un chien épagneul qui portait à la base de la croupe et à l'origine de la queue une plaie de la largeur d'une pièce de cinq francs, très vive et saignante. On me donna pour tout renseignement que cette plaie n'avait apparu que depuis quelques heures. J'examinai cet animal, *il était très gai encore en apparence, obéissait à la voix qui l'appelait, venait à vous docilement, en agitant la queue.*

» Rien ne pouvait faire soupçonner le début de la rage. Aussi fus-je mis en défaut, d'autant plus facilement, que, débutant alors, je ne connaissais la rage que dans sa période d'exacerbation et de fureur. Je pris la plaie pour une de ces dartres vives, si communes chez le chien, et ordonnai un traitement approprié, en recommandant toutefois, pour motif de propreté, de ne pas laisser coucher ce chien dans l'appartement et sur le lit de son maître, comme il en avait l'habitude.

» On le fit coucher sur le palier de l'escalier.

» Le lendemain matin, un domestique, en montant, trouva sur les premières marches de l'escalier, la queue de l'épagneul favori, complétement détachée du tronc ; il se l'était lui-même rongée avec les dents.

» Étonné et dégoûté d'un pareil accident, M. Demidoff, sans s'en rendre compte, fit mettre un collier à son chien, et ordonna au domestique de le conduire en laisse à Alfort. Le chien fit le long trajet de la rue Saint-Dominique à l'École, sans présenter aucun signe extraordinaire, et sans que le domestique, qui le tenait à l'extrémité de sa chaîne, se doutât qu'il était suivi de si près par un chien enragé.

» Arrivé aux hôpitaux, cet animal, avec sa queue tronquée et saignante, sa *gueule bleuâtre* et son *œil égaré*, avait une physionomie trop caractéristique pour que je ne fusse pas mis sur la voie de sa maladie. Il fut conduit prudemment au chenil, où, sous l'influence de l'excitation des aboiements et des hurlements des autres chiens, un accès de rage furieuse ne tarda pas à se déclarer.

» Deux jours après, il était mort. »

Ce fait est incontestablement le plus curieux de tous ceux qui ont été consignés dans nos publications scientifiques. Il est extrêmement remarquable de voir un chien qui avait la nuit même couché sur le lit de son maître, porter sur son propre corps sa tendance à mordre, jusqu'au point de se ronger complétement la queue et de la détacher du tronc, plutôt que d'attaquer les nombreuses personnes qui l'entouraient. Il n'est pas moins remarquable que ce chien se soit laissé paisiblement conduire en laisse, en traversant tout Paris encombré de passants, de chevaux et de voitures, et que des signes de fureur se soient seulement manifestés dès son arrivée au chenil de l'école d'Alfort.

On n'en peut trouver l'explication qu'en admettant avec

MM. Youatt, H. Bouley et tous ceux qui ont fait comme eux de la rage une étude attentive, que cela n'est dû qu'à un haut degré de développement des facultés affectives. Le pauvre animal de M. le comte Demidoff était en effet d'un naturel très affectueux, très soumis, et il entretenait habituellement avec son maître des rapports très intimes. En un mot, ce chien était un de ceux qui justifieraient presque la philosophique boutade de Charlet.

Je voudrais pour beaucoup que le récit qui le concerne tombât sous les yeux de Toussenel, le spirituel panégyriste de tant de nobles animaux. Il y verrait une nouvelle preuve qu'il ne s'est point exagéré les mérites de celui qui, le premier, a eu le bon esprit de se rallier à l'homme et de devenir son ami.

Mais afin de montrer sous tous ses aspects la physionomie si essentielle à bien connaître des animaux sous le coup des débuts de la rage, avant de reprendre la description de la maladie, j'ai encore quelques autres anecdotes non moins frappantes à raconter.

Dans un livre, qui porte assez improprement pour titre : *De la folie des animaux*, M. Pierquin raconte le fait suivant, analogue à ceux que j'ai déjà rapportés :

Une dame, qui avait habitué un lévrier qu'elle possédait à coucher sur son lit, s'aperçut un matin que ce chien en avait déchiré la couverture. Le jour même, elle le vit *boire plus souvent et une plus grande quantité d'eau à la fois qu'à son ordinaire*, bien qu'il eût peu mangé.

Inquiétée par ce changement d'habitudes, la dame consulta un vétérinaire, qui ne trouva dans l'état de l'animal rien de bien inquiétant.

Le lendemain, au moment où elle offrait à son lévrier quelque chose à manger, celui-ci la mordit légèrement au bout du doigt, près de l'ongle. Cela se passait le 26 décembre. Le

27, le chien mourut. « *Il n'avait*, dit M. Pierquin, *cessé de boire très abondamment jusqu'à la fin.* »

Le 4 février de l'année suivante, la rage se déclarait chez la malheureuse dame, et, le 7, elle y succombait.

Un médecin de Bercy eut, il y a quelques années, le poignet presque entièrement dévoré par son chien de basse-cour, au moment où il lui remettait, courageusement, le collier pour le rattacher dans sa niche, et prévenir ainsi de nouveaux accidents. Ce chien, qui était de forte taille, venait de mordre cruellement une dame au bras, et d'enlever un énorme lambeau de chair à la cuisse d'un cheval.

Le matin même, le dit chien avait joué avec un enfant, sans lui faire aucun mal, bien qu'il se fût, la veille, contre ses habitudes et sans provocation, jeté sur un petit animal de son espèce qui passait à sa portée et qu'il l'eût mordu.

Ainsi que le fait observer M. le professeur H. Bouley auquel j'emprunte ce fait, — dont j'ai pu voir moi-même quelques-uns des sujets, — la rage existait depuis la veille sur le chien du médecin de Bercy ; mais entre le premier accès et le second il y avait eu une intermittence de douze heures.

On doit à M. Duluc, vétérinaire à Bordeaux, des détails extrêmement curieux sur plusieurs cas de rage, où se trouvent réunis d'une façon très saisissante les principaux symptômes dont nous avons essayé d'esquisser le tableau. Je vais les relater aussi brièvement que possible.

M. Duluc fut appelé un jour pour voir une chienne qui venait de rentrer couverte de boue, fatiguée et soumise, après avoir couru pendant vingt-quatre heures en se jetant sur tous les animaux de son espèce qu'elle avait rencontrés sur son passage, sans pouvoir les mordre toute ois, attendu qu'on avait eu heureusement la précaution de lui mettre une muselière.

Elle obéissait avec docilité à la voix de son maître, dit l'auteur. Aussitôt qu'elle l'entendait, ajoute-t-il, son regard devenait inquiet, ses yeux se fixaient sur les siens et y demeuraient attachés pendant tout le temps qu'il lui parlait, mais la queue restait immobile, serrée entre les jambes, sans jamais s'agiter en signe de joie, comme celle des chiens bien portants.

Cette bête nourrissait un petit chien de deux mois, dont elle était mère. M. Duluc le lui présenta : elle ne mit aucune opposition, d'abord, à ce qu'il lui prît la mamelle ; mais un moment après, elle le rejeta avec ses pattes sans chercher à le mordre ; elle se contenta de faire entendre une espèce de grognement. Plusieurs fois le jeune chien voulut revenir à la mamelle : toujours il fut repoussé, mais sans morsures.

Depuis plusieurs jours, cette chienne mangeait avec moins d'appétit, mais *elle buvait autant que de coutume.*

Le lendemain matin, elle alla au-devant de son maître, qui lui ôta sa muselière et lui présenta à boire. Elle lapa longtemps et *but avec une sorte d'avidité*. Rassuré par là, du côté de l'hydrophobie, celui-ci crut pouvoir la détacher sans danger, pour la laisser courir librement dans le jardin. Elle s'y lança aussitôt à toute vitesse, en faisant entendre, dit M. Duluc, des aboiements entremêlés de hurlements tout à fait étranges par leur timbre et leur modulation.

Intimidé par ces symptômes inusités, le maître se hâte de rappeler la bête, qui obéit, mais avec une certaine hésitation cependant. On profita de ces bonnes dispositions pour la remettre de nouveau à l'attache. Elle y était à peine, qu'un canard venant à passer à sa portée, elle se précipita sur lui avec fureur et lui cassa la patte d'un coup de dent. Autant en fit-elle pour une jument qu'un domestique avait amenée trop près dans la journée ; celle-ci fut mordue fortement à la lèvre supérieure.

Le doute ne pouvant plus exister, la chienne fut sacrifiée

ainsi que son petit. Quant à la jument, bien que sa plaie eût été cautérisée très profondément trois heures après l'accident, elle devint enragée le vingt-cinquième jour.

Le fait suivant, que je vais citer textuellement, est un exemple très complet de l'existence des hallucinations dont nous avons parlé, comme étant un des signes les plus curieux du début de la rage.

« En 1845, je fus appelé, dit M. Duluc, à visiter un chien anglais de petite race, attaché par un lien fragile dans une chambre où jouaient deux enfants. On craignait qu'il ne fût enragé : il avait mordu une femme âgée deux jours auparavant, et le matin même il s'était jeté sur plusieurs chiens. De sa nature, c'était une bête excessivement douce et caressante. Quand j'entrai dans la chambre, il était couché sur une chaise; il dirigea vers moi un *regard étrange, indéfinissable, exprimant tout à la fois la tristesse et la fureur*, et il le tint fixé sur moi durant près de dix minutes; puis il détourna la tête; ses paupières s'abaissèrent, et il parut comme endormi.

» Peu après, la tête, l'emportant, entraîna tout le corps sur le plancher, où il tomba et sur lequel il se pelotonna comme s'il voulait se réduire au plus petit volume.

» Il n'était resté qu'un instant dans cette situation lorsqu'il sembla se réveiller, ouvrit les yeux, et plusieurs fois de suite se précipita contre le mur.

» Sa maîtresse me disait, ajoute l'honorable vétérinaire de Bordeaux, qu'il chassait les mouches. On le remit sur sa chaise; presque aussitôt il s'affaissa sur lui-même et se laissa glisser de nouveau sur le plancher. Dans l'espace d'une demi-heure, le même fait se reproduisit, et huit fois environ, le chien sortant de cette espèce de léthargie, sauta contre le mur comme s'il voulait saisir quelque corps à sa portée. »

La vue d'un autre chien, qu'on avait fait venir, détermina un accès, et M. Duluc entendit alors le *hurlement de la rage.*

Il ne pouvait plus dès lors subsister de doute; l'animal fut abattu.

Je pourrais, longtemps encore, raconter des faits comme ceux qui précèdent; c'en est assez pour bien fixer l'attention du lecteur sur les caractères du début de l'affection rabique. Ces caractères qui, je ne saurais trop le répéter, sont les plus essentiels à connaître, s'y manifestent d'une façon propre à les profondément graver dans la mémoire.

Il est quelques-uns de ces signes sur lesquels j'insisterai particulièrement une dernière fois, avant de passer outre, parce qu'ils sont en opposition avec les idées les plus répandues dans le public. En première ligne se place cette circonstance que le chien, bien qu'il soit déjà en proie à la maladie, s'il est d'un naturel doux et caressant, continue de témoigner à son maître autant et même souvent plus d'attachement et de soumission qu'auparavant; c'est à ce point qu'il est permis de penser que la mort arriverait, chez la plupart de ces pauvres animaux, sans le moindre accès de fureur, s'ils étaient toujours soustraits aux influences excitantes, telles que la vue d'un autre chien, par exemple, ou les provocations qu'on leur adresse ordinairement dans le but de juger de leur état mental.

Cela, je l'ai constaté moi-même. Un des chiens dont j'ai parlé, pour avoir observé sur lui le délire rabique, m'en a fourni un exemple concluant. Je l'avais fait solidement attacher dans une niche, placée tout exprès au coin d'un grand jardin clos de murs élevés, attendu qu'il avait été mordu par un autre chien suspect. Ce pauvre animal, que les brusqueries très fréquentes d'un maître passablement brutal avaient rendu timide et craintif, mourut sans avoir manifesté la moindre intention de mordre qui ou quoi que ce soit, et ne cessa de manger et de boire qu'à dater du moment où la paralysie des muscles des mâchoires et du gosier ne lui permit plus ni de mâcher ni de déglutir.

Ainsi, il faut se bien pénétrer de cette idée qu'un chien

peut être déjà enragé, et par conséquent exposer aux plus grands dangers, quoiqu'il obéisse encore à son maître et manifeste même son attachement par les caresses les plus expressives. C'est ainsi qu'au rapport de plusieurs auteurs, et de M. Youatt en particulier, bon nombre de personnes ont contracté la rage pour s'être laissé lécher les mains ou la figure portant des écorchures, si petites fussent-elles, par leurs propres chiens ou par d'autres. Le même dit avoir vu plus de vingt fois des chevaux gagner la maladie de cette façon, en cohabitant avec le chien dalmate ou chien de voiture. Les chiens de cette race, dit-il, sont exposés souvent à être mordus dans leurs excursions à travers les rues, en accompagnant les voitures, et ils transmettent la maladie aux chevaux en leur léchant le nez.

Enfin, avant de poursuivre notre description, je signalerai aussi cette inquiétude et cette agitation continuelle et sans but, qui est le signe le plus commun et le plus prononcé du début de la rage.

VI.

La fonction digestive chez le chien enragé.

Quelques-unes des modifications apportées par la rage dans l'exercice de la fonction digestive sont au nombre des signes les plus importants pour le diagnostic de cette cruelle affection. Aussi, après les signes relatifs à l'habitude générale, que je me suis efforcé de peindre précédemment, faut-il leur accorder une attention toute particulière.

Le fait le plus constant, qui a été constaté par tous les observateurs et relaté par tous ceux qui ont écrit sur la rage, c'est la *dépravation de l'appétit*. En règle générale, les animaux enragés manifestent un profond dégoût pour leur nourriture habituelle, bien qu'il arrive quelquefois, ainsi que nous l'avons vu, qu'ils se jettent dessus pour l'avaler goulûment.

Mais ce qui est surtout bien remarquable, c'est la préférence qu'ils accordent aux matières étrangères à l'alimentation. Il suffit d'avoir fait l'autopsie de quelques chiens enragés, pour s'être assuré que l'on trouve toujours dans leur estomac des morceaux de bois, du vieux cuir, des cordes, des crins, de la paille, du charbon. M. Youatt assure même que cette dépravation du goût va, dans quelques cas, jusqu'à porter le chien enragé à dévorer sa propre fiente; et il ajoute que, pour lui, ce signe est infaillible.

Il n'est pas à ma connaissance qu'aucun observateur français ait consigné nulle part la constatation de ce fait; M. le professeur H. Bouley, notamment, a déclaré au contraire, d'une façon explicite, qu'il ne l'avait jamais vu, bien qu'il eût cependant, en sa vie, ouvert beaucoup de cadavres de chiens enragés. Mais l'auteur anglais mérite telle créance, qu'on est bien forcé d'admettre que la chose est possible, du moment qu'il dit l'avoir constatée; et dès qu'il considère ce singulier signe comme infaillible, c'est un devoir de le signaler ici.

C'est encore un préjugé fort répandu, de se représenter le chien enragé avec la gueule pleine d'une bave écumante, qui coulerait en abondance par les commissures des lèvres.

Au début, ainsi que nous l'avons vu, rien de semblable ne se montre; l'on voit souvent, d'ailleurs, chez les chiens les mieux portants, de la salive filante ou écumeuse s'échapper de la gueule, sans qu'il y ait là rien d'inquiétant. On observe, au contraire, qu'à une certaine période de la maladie, l'arrière-bouche devient sèche, soit qu'il s'y développe de l'inflammation, soit plutôt que par suite du commencement de paralysie qui se manifeste dans les muscles des mâchoires et de la gorge, l'accès de l'air y détermine cette dessiccation. Toujours est-il que c'est à ce moment que se manifeste une soif intense, que l'animal ne peut pas toujours satisfaire, en raison de l'état avancé de la paralysie qui rend toute déglutition très difficile, sinon impossible, mais qu'il satisfait cependant le plus souvent.

En effet, loin, dit M. Youatt, que cette maladie soit caractérisée toujours par l'horreur de l'eau, au contraire *elle est signalée par une soif ardente et tout à fait inextinguible.*

« Il y a vingt ans, ajoute textuellement l'auteur anglais, une pareille assertion aurait été déniée péremptoirement, et aujourd'hui encore il se rencontre des gens qui pensent en savoir bien long, et qui ne voudront jamais croire qu'un chien est enragé lorsqu'il boit beaucoup et avec ardeur. »

Quant à ceux-là, je déclare, pour ma part, que je renonce à les convaincre. A ceux, au contraire — et c'est le plus grand nombre de mes lecteurs, j'espère—à ceux qui ne veulent que s'éclairer, je dirai qu'il s'agit là d'un symptôme qui ne fait plus aucunement doute pour les vétérinaires. Il est désormais acquis à la science, que c'est précisément un signe de la rage, lorsque la soif est trop ardente, et que jamais appellation plus fausse, plus absurde, et en même temps plus dangereuse, ne fut appliquée à aucune maladie, que celle d'*hydrophobie* à la rage du chien.

En même temps que se manifeste la soif ardente dont il vient d'être parlé, de la douleur, ou tout au moins de la gêne, existe aussi du côté de l'arrière-gorge, apparemment; car c'est alors que l'on voit l'animal se frotter violemment cette région avec ses pattes, comme s'il voulait se débarrasser d'un corps qui y serait arrêté. Ces deux phénomènes sont, sans aucun doute, dus à la même cause.

Il arrive bien souvent que l'on se trompe sur la valeur du dernier, car rien ne ressemble mieux à ce qui se montre lorsqu'un os est arrêté dans le gosier d'un chien, accident qui n'est pas rare, comme bien on le pense, beaucoup de chiens avalant, souvent sans les mâcher, les petits os qu'on leur jette lorsqu'ils rôdent pendant les repas.

Or, le premier soin des gens qui ne sont pas suffisamment prévenus de l'erreur possible, est de tenter l'extraction de l'os prétendu, où de faire appel à l'homme de l'art dans ce but. C'est pour avoir cédé à des instances de ce genre, dans une circonstance où il avait partagé l'erreur commune, qu'un de nos malheureux confrères, M. Nicolin, de Lons-le-Saunier, mourut victime de la rage, il y a quelques années. Cette épouvantable maladie lui avait été communiquée par une petite chienne à laquelle il avait cru devoir ouvrir la gueule, pour voir si la gorge n'était point enflammée, comme il le supposait.

Rien n'est facile, en effet, comme une confusion dans ce cas; et c'est pour cela qu'il faut y insister, bien qu'on comprenne aisément que le signe sur lequel j'appelle l'attention, dépend uniquement du siége du mal et non de sa nature.

En 1854, étant en garnison à Châteauroux, je fus appelé par un marchand de nouveautés de la ville, aux lieu et place de mon excellent confrère et ami M. Fougera, pour voir un magnifique chien danois, qui, disait-on, avait avalé un os en travers. La pauvre bête était triste, refusait de manger, et cherchait à chaque instant, avec ses pattes, à se frotter la gorge. En garde contre ce signe insidieux, je me tins, comme on le pense bien, sur la réserve. Je priai le maître du chien de commencer par lui lier solidement les mâchoires, ce que, du reste, le malheureux animal souffrit sans faire aucune résistance; puis, j'explorai avec soin les régions de l'arrière-gorge et du cou, sans y pouvoir constater la présence du moindre corps étranger. Ce pouvait dès lors être aussi bien un symptôme de rage, que le signe d'une simple inflammation de l'arrière-bouche. Je recommandai en conséquence de tenir ce chien solidement enchaîné dans sa niche et de le séquestrer complétement. Un traitement compatible avec ces précautions et dirigé contre l'angine fut prescrit et exécuté, et, peu de jours après, le malade était guéri.

L'angine rabique n'est donc qu'un épiphénomène, comme on dit en médecine; mais il n'en importe pas moins d'accorder à ce symptôme la plus grande importance, ne fût-ce que dans le but d'éviter les tentatives inconsidérées dont a été victime notre malheureux confrère de Lons-le-Saunier. C'est dans le cas seulement où l'on aurait été témoin de l'action d'avaler l'os que l'on accuse ordinairement, qu'il n'y a pas de témérité à agir; mais, comme le fait fort bien observer, du reste, l'auteur anglais que j'ai déjà tant de fois cité, lorsqu'il y a réellement présence d'un os ou de tout autre corps étranger, les frottements des pattes sont plus énergiques et indiscontinus; et, ce qui est encore plus significatif, la gueule demeure ouverte tant que le corps étranger n'a pas été extrait; tandis que, dans le cas de rage ou de simple inflammation, le phénomène subit de fréquentes intermittences, pendant lesquelles la gueule demeure close et les pattes en repos.

Il vient un moment où une bave filante s'échappe en assez grande abondance de la gueule du chien enragé; mais c'est seulement vers la fin de la maladie, lorsque la paralysie des muscles de l'arrière-bouche est arrivée à un état très avancé. La déglutition de la salive, dont la sécrétion ne s'est pas arrêtée, étant devenue tout à fait impossible, il faut bien dès lors que celle-ci obéisse aux lois de la pesanteur et suive la voie qui lui est ouverte.

L'abondance du liquide salivaire provient-elle d'un surcroît de sécrétion, occasionné par la maladie, comme on l'a avancé; ou ne doit-elle être attribuée qu'à la cause que je viens de dire, et n'est-elle, par ce fait, qu'apparente seulement? C'est ce qu'il n'est pas possible de déterminer d'une manière positive, dans l'état actuel de la science; nous manquons de documents propres à résoudre cette question, peu importante, du reste, au point de vue où nous sommes ici placés. Il nous suffit de savoir, que, pour les raisons qu'on vient de lire, l'abondance de la salivation ne saurait, non plus que le signe précédent, être considérée comme appartenant à la rage d'une manière exclusive.

J'ai cru devoir insister sur ces deux points principaux, parce qu'il est à ma connaissance que, dans plusieurs contrées de ce pays, on considère l'un et l'autre comme ayant une grande valeur, négative ou affirmative. Or il importe au moins autant, sinon plus, de détruire l'erreur, que de répandre la vérité. C'est, dans tous les cas, bien autrement difficile.

VII.

La voix du chien enragé.

Nous avons souvent parlé, dans le récit des anecdotes relatives aux premiers signes de l'affection qui nous occupe, du *hurlement de la rage.* On a vu qu'il est habituel de le considérer comme absolument caractéristique de cette affection.

Il n'y a point d'exemple, en effet, que les modifications survenues dans le timbre et les modulations de la voix du chien enragé, aient jamais trompé sur le diagnostic de la maladie. Les annales vétérinaires renferment au contraire plusieurs cas qui prouvent à quel point ces modifications sont un caractère précieux à bien connaître. Les faits précédemment rapportés, à un autre point de vue, en fournissent quelques preuves ; mais parmi tous ceux connus, aucun, à coup sûr, n'est plus concluant que celui dont je fus moi-même témoin, lorsque j'étais élève à Alfort, et qui a été raconté par M. H. Bouley de la manière suivante :

« Il y a quelques jours, un dimanche, dit mon affectionné maître, deux élèves, en rentrant à l'École à neuf heures du soir, entendirent le hurlement de la rage, poussé par un chien de garde dans une maison voisine. Ils s'empressèrent de prévenir le propriétaire du danger qui le menaçait. Le chien, heureusement, était encore à l'attache, et y fut maintenu toute la nuit. Le lendemain, on le conduisit à l'École, où il fut reconnu enragé, au grand étonnement de son maître, qui ne pouvait croire que cet animal, *si docile encore, si ca-*

ressant, et qui lui obéissait comme en santé, était atteint d'une aussi redoutable maladie.

» La présence d'esprit de ces élèves, ajoute le savant professeur d'Alfort, a prévenu sans doute de bien grands malheurs; car, sans leur intervention, ce chien de haute taille aurait été lâché, se serait échappé peut-être, et aurait pu causer dans le pays les accidents les plus terribles. »

Nous vîmes mourir sous nos yeux l'animal dont il vient d'être parlé, après qu'il eut toutefois montré tous les symptômes successifs de la rage. Et il serait bien impossible de douter que, dans ce cas, le hurlement seul suffit pour reconnaître l'existence du mal, attendu que c'est sans avoir vu le chien, et à la seule audition de sa voix, que nos deux condisciples, distraits qu'ils étaient même de cette observation par la crainte de n'arriver à l'École qu'après l'heure de la rentrée, distinguèrent le *hurlement rabique.*

Or, tous ceux qui liront attentivement ce chapitre pourront, j'espère, le cas échéant, et s'ils veulent bien s'en donner la peine, faire preuve d'autant de présence d'esprit que nos deux condisciples d'Alfort. Les modifications imprimées par la rage à la voix du chien sont telles, qu'il n'y a plus lieu, dès qu'on s'en est fait une juste idée, de les confondre avec aucun autre son du même genre. Je vais m'efforcer de les décrire de manière à ce que le lecteur puisse en bien saisir tous les caractères.

Mais avant, c'est ici le lieu d'appeler en passant l'attention sur une variété particulière de rage, moins dangereuse par le fait que la variété commune, mais dont le virus n'est pas moins actif lorsqu'il a été inoculé : je veux parler de cette variété que l'on désigne communément sous le nom de *rage mue* ou *muette*, pour ce motif que dès le début elle se caractérise par la paralysie presque complète des muscles du larynx et de l'arrière-gorge, ce qui rend absolument impossible toute émission de voix. C'est surtout pour les cas de cette catégorie que les méprises dont il a été parlé dans l'article précédent sont à craindre. Il est extrêmement facile de prendre pour une simple angine ou pour un accident déterminé par l'arrêt d'un os dans les premières voies digestives, les symptômes du début de la rage mue ; d'autant plus que l'on n'a pas, pour se guider, la faculté de provoquer l'émission de la voix.

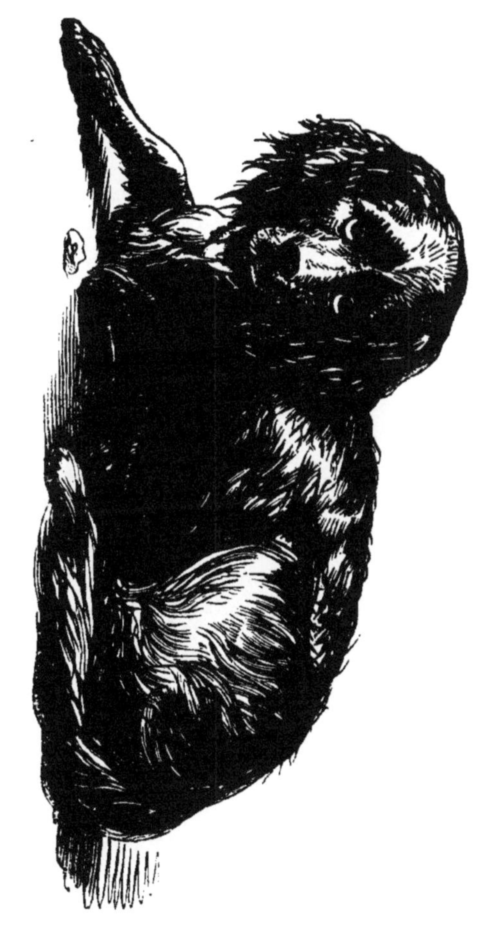

Chien atteint de rage mue, dessiné d'après nature.

Cependant, l'aspect ***sombre*** et ***suspect,*** si bien saisi dans le dessin que nous avons pu faire exécuter sur nature, grâce à l'obligeance de notre ami M. Bourrel, qui a bien voulu mettre à la disposition de notre dessinateur les sujets qu'il reçoit dans son établissement de la rue Fontaine-au-Roi, connu de tout Paris, cet aspect, pour l'observateur exercé, ne trompe guère, à la vérité. Le lecteur fera bien de considérer attentivement ce dessin représentant un chien atteint de rage mue, qui est mis sous ses yeux ; il peut être considéré comme un type de la physionomie du chien enragé au repos; on ne peut que se bien trouver d'en avoir au besoin les traits saillants dans la mémoire.

Les modifications subies par la voix dans la rage sont de deux sortes : celles qui se rapportent au timbre, celles qui sont relatives aux modulations constituantes de l'aboiement et du hurlement.

Les premières, qu'il est très difficile de caractériser autrement que par une comparaison, ont fait dire à des praticiens expérimentés que les chiens enragés ont *la voix de coq*.

En effet, le timbre rauque et comme fêlé, qu'on me passe l'expression, de cette voix, lui donne, avec celle de ce roi qui trône sur nos fumiers, l'analogie la plus frappante. Au lieu de cet éclat sonore qui, dans l'état normal, appartient aux aboiements du chien, comme celle du coq sa voix, lorsqu'il est sous le coup de la rage, a quelque chose de voilé. C'est analogue encore à la toux du croup, dont je souhaite l'ignorance aux mères qui me lisent, mais qui est, hélas! connue de beaucoup.

Le changement du timbre de la voix, dans la rage, joint aux autres signes, a de l'importance, mais il est loin d'être caractéristique comme celui que nous avons tant de fois appelé le ***hurlement de la rage.*** M. Youatt, qui en a le premier donné une bonne description, pense qu'il n'y a aucun autre son qui ressemble à la voix du chien enragé.

« L'animal, lorsqu'il le fait entendre, dit cet auteur, est le plus ordinairement debout, quelquefois assis, le museau porté en l'air. *Il commence par un aboiement ordinaire, qui se termine tout à coup et d'une manière tout à fait singulière, en un hurlement à cinq, six ou huit tons plus élevés que le commencement.*

» On entend quelquefois les chiens hurler, remarque M. Youatt, mais *dans le cas de rage, le son produit est* UN ABOIEMENT PARFAIT, AUQUEL SUCCÈDE TOUT A COUP, BRUSQUEMENT, UN HURLEMENT PROLONGÉ. »

J'ai essayé de figurer, par la notation musicale, les trois variétés du hurlement rabique qui se font le plus ordinairement observer. Sur chacune des portées que le lecteur a sous les yeux, la première note, l'*ut*, représente l'aboiement parfait dont parle l'auteur anglais; la deuxième, *la*, *si*, *ut*, figure le hurlement pour chaque variété, dont la troisième, celle à l'octave, est incomparablement la plus commune.

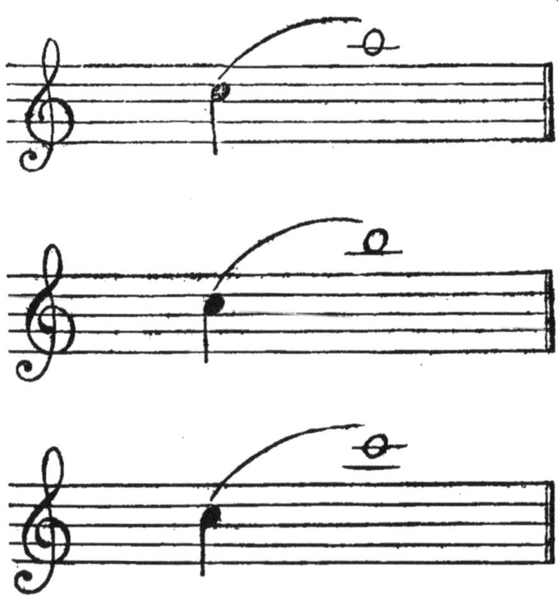

L'aboiement bref est figuré par une noire ; le hurlement prolongé l'est par une ronde, dont la valeur relative, par rapport à la noire, ne s'écarte guère, d'après mes observations, de celle du hurlement véritable comparé à l'aboiement.

Du reste, on sent bien que l'important, ici, est surtout dans la différence de ton, et non point dans la durée du son. Il ne sera donc point difficile, à mon sens, de familiariser son oreille avec les trois associations simples de sons qui viennent d'être figurées, afin d'être aussitôt en garde, s'il arrivait qu'un chien fît entendre l'une ou l'autre.

Je ne garantirais point que l'imitation musicale du hurlement rabique, tel que je l'ai notée, soit avec la voix humaine, soit avec un instrument quelconque, pût être dans tous les cas suffisante, bien que j'incline fort à le croire ; mais ce que je puis affirmer, c'est que son audition d'après nature, si je puis ainsi dire, dût-elle être bornée à une seule fois, produit une impression si nette et si profonde, que personne ne l'a jamais plus oubliée l'ayant une fois entendue.

C'est pour ce motif que la connaissance des modifications apportées par la rage dans la voix des animaux qui contractent le plus souvent cette maladie, est de la plus grande importance. Nombre de fois il arrive que ces modifications constituent le seul signe appréciable de l'existence du mal. Comme dans le cas cité plus haut, alors que le chien est encore docile, caressant, obéissant, s'il fait entendre le hurlement rabique, il peut, sous l'influence de la plus faible cause d'excitation, rendre ceux qui l'entourent victimes de ses morsures mortelles.

Et je n'ai pas sans doute à faire une fois de plus remarquer que le hurlement, saisi au passage, permet à coup sûr de prendre les seules précautions capables d'éviter ces accidents.

VIII.

La sensibilité chez le chien enragé.

C'est un fait assez généralement connu, que la sensibilité est toujours plus ou moins obtuse chez l'animal atteint de la rage. Mais il semble toutefois que le degré d'insensibilité soit en rapport avec l'état plus ou moins avancé de la maladie, peut-être même avec les dispositions individuelles. Toujours est-il que, dans les poursuites si fréquentes que les habitants des campagnes font subir à tous les chiens étrangers à la localité qui s'y présentent sans maître, on accorde avec raison une grande importance au silence qu'ils gardent sous les horions qui leur sont administrés. On sait en effet que la peur seule, lorsqu'un chien bien portant est pourchassé, lui arrache les cris les plus aigus.

Un certain degré d'anesthésie, c'est-à-dire d'insensibilité physique, aux atteintes des corps extérieurs, doit donc être considéré comme l'un des signes de la rage. Ellis, auteur anglais d'un *Guide du berger*, rapporte que, dans un chenil de Godderden, des grooms présentèrent à un chien enragé un tisonnier rougi au feu, et que l'animal le saisit avec fureur et le conserva dans sa gueule au point qu'elle fut affreusement brûlée.

Il est certain que si, dans l'état normal, on présentait ainsi une barre de fer rougie à un chien, averti par la sensibilité tactile de l'élévation de la température, il se garderait bien d'en approcher. Or, dans tous les cas où l'expérience dont parle Ellis, en apparence si cruelle, a été répétée, la sensibilité tactile s'est au moins montrée abolie. Je l'ai vu tenter une fois à Alfort, notamment, par M. H. Bouley, et elle eut des résultats assez curieux, au point de vue précisément des modifications subies par la sensibilité générale chez le chien aux prises avec la rage.

Lorsque mon affectionné maître présenta, avec une émotion bien visible et bien naturelle d'ailleurs, la barre rougie au chien enragé, celui-ci se précipita malgré tout dessus, et la saisit à pleines dents; mais il l'abandonna aussitôt, pour se retirer au fond de sa niche, avec une expression évidente de douleur, quoiqu'il n'ait pas poussé un seul cri. En racontant ce fait quelque part, M. H. Bouley ajoute : « Plusieurs fois il est revenu à la charge, et toutes les fois qu'il mordait le fer incandescent, son mouvement rapide de recul et son expression témoignaient d'une vive souffrance. Le fer appliqué sur les pattes le faisait fuir de même. La sensibilité n'était donc pas anéantie dans cet animal. »

Certes non, elle n'était pas complétement anéantie ; mais elle était évidemment très obtuse, puisqu'il ne fallut pas moins qu'une cautérisation au fer rouge pour la réveiller, et encore pas au point de provoquer des cris. Car ce n'est pas, on en conviendra, faire preuve d'une sensibilité bien exquise, de mordre à pleines dents une barre rougie au feu, dût-on s'apercevoir ensuite que l'on s'y est brûlé.

On comprendra sans peine, après cela, que l'animal enragé puisse diriger sur son propre corps l'accès de sa fureur, comme l'a fait le chien du comte Demidoff dont j'ai raconté l'histoire, et qui s'est dévoré la queue ; comme le font aussi, sans aucune exception, tous les chevaux atteints de la rage, qui se déchirent avec les dents la peau des flancs surtout, et s'en enlèvent de forts lambeaux.

Il paraît d'ailleurs bien avéré que, dans certains cas, la sensibilité est absolument abolie : M. Bourrel me racontait récemment qu'ayant tenté sur un chien enragé reçu dans son établissement, entre autres expériences destinées à s'en assurer, celle d'Ellis avec le fer rouge, le chien s'est précipité sur ce fer, l'a saisi dans sa gueule et n'a plus lâché prise ensuite.

Peut-être la différence qui s'est montrée entre le résultat de cet essai et celui d'Alfort tient-elle à un état plus avancé de la maladie, ou bien, comme je l'ai déjà dit, à une disposition purement individuelle. Quoi qu'il en soit, nous ne devons pas moins constater avec soin, comme un des signes principaux de la rage, l'aberration plus ou moins prononcée de la sensibilité physique, aberration qui va dans certains cas jusqu'à l'abolition complète.

Je désire, en outre, que l'attention du lecteur s'arrête sur ce point, pour ce motif que sa connaissance est de nature à faire taire certains scrupules que je comprends et que je partage, lorsqu'il s'agit par exemple de donner la mort à un animal aimé, mais qui peut être dangereux.

Il est bien remarquable que, dans la rage, cette insensibilité physique, cette anesthésie plus ou moins complète, est précisément compensée par une véritable exagération de la sensibilité morale, ou pour mieux dire intellectuelle. Et l'étude attentive de ce phénomène psychologique (je ne crains pas de le qualifier ainsi) est de nature à détruire, suivant moi, une fausse interprétation des faits observés, qui a cours dans la science.

La rage, pour quelques auteurs, serait, dans son état complet de développement, essentiellement caractérisée par le besoin de mordre. Il n'en est absolument rien. L'accès, il est vrai, se manifeste pour le chien de cette façon; il pousse l'animal à se servir de ses armes offensives, le carnivore de ses dents, le cheval de ses dents et de ses pieds, le ruminant de ses cornes. Mais l'accès est-il une conséquence fatale de la rage? C'est ce que je ne crois point, pour mon compte. Des faits nombreux me semblent prouver qu'il n'en est pas ainsi. Le caractère du chien, son moral, et surtout les circonstances dans lesquelles il est placé, jouent le plus grand rôle dans la venue de l'accès.

On n'a point oublié, j'espère, le fait si concluant à cet égard que j'ai raconté dans une autre occasion. Le pauvre animal auquel il se rapporte est mort, on voudra bien s'en souvenir, sans avoir jamais manifesté la moindre envie de mordre. C'est que, pendant toute la durée de sa séquestration, il est demeuré soustrait à toute cause d'excitation, et n'a vu s'approcher de sa niche que son maître et moi, qu'il connaissait parfaitement, et qui ne lui parlions jamais qu'avec douceur. La cruelle maladie le minait profondément, et sa physionomie, ordinairement intelligente, en avait pris une expression navrante; mais il ne manifesta jamais aucun signe de fureur.

Ces signes, cela me paraît certain, ne se montrent jamais, en effet, que sous l'influence d'une excitation extérieure, à laquelle du reste le chien enragé se montre extrêmement sensible. Vous passez devant la niche où il est tranquillement assis, avec son aspect sombre et suspect, comme dit si exactement M. Youatt, et votre vue lui est parfaitement indifférente. Mais pour peu que vous cherchiez, au contraire, à l'exciter avec un bâton ou tout autre objet, vous voyez tout à coup ses yeux briller d'un éclat inaccoutumé, sa physionomie prendre une expression féroce, et, quel que soit l'objet, il se jette dessus comme pour le dévorer, jusqu'à ce que, tombant d'épuisement, ses forces trahissent sa fureur. Dans cette lutte acharnée, il se brise souvent les dents. Que lui importe! il ne sent pas.

De tous les excitants imaginables, dans ce cas, le plus efficace est sans contredit la présence d'un animal appartenant à l'espèce de laquelle provient la première source du mal. Ainsi, pour le chien, la vue de son semblable provoque infailliblement l'accès. C'est même là un réactif dont on se sert en cas de doute dans le diagnostic, et ce réactif est justement considéré comme infaillible. Il est de règle, d'ailleurs, que le chien enragé porte toujours de préférence sa fureur sur les animaux de son espèce, auxquels il inspire, quelque peu redoutable qu'il soit cependant sous le rapport de la taille et de la force, une terreur telle que les plus puissants molosses fuient épouvantés devant le moindre roquet atteint de rage.

Il y a dans ce fait quelque chose dont l'explication nous échappe, mais il n'en est pas moins réel. Il semble, de plus, que les animaux enragés aient conscience de l'espèce à laquelle ils ont emprunté le virus rabique. Je terminerai ce chapitre en exposant, sans essayer de les expliquer, quelques observations qui en témoignent : cela montrera jusqu'à quel point, dans la rage, l'excitabilité cérébrale paraît avoir acquis de l'importance.

Tous ceux qui ont pu voir, au milieu d'un troupeau de moutons, la rage se montrer sur un ou plusieurs de ces animaux, naturellement si paisibles et si craintifs, savent qu'au lieu de s'attaquer à ses pareils, le mouton se rue de préférence, tête baissée, sur le chien qui le garde. Il en est de même pour le cheval ; et M. H. Bouley en a rapporté, en **1841**, dans le *Recueil de médecine vétérinaire*, un cas bien curieux.

Ce professeur raconte qu'au moment où il venait de saisir la langue d'un cheval qu'on lui avait conduit à sa clinique avec tous les symptômes d'une angine au début, afin d'examiner l'état de la muqueuse de la bouche, il vit tout à coup ce cheval, par un mouvement rapide, se jeter de côté à la poursuite d'un chien qui s'était présenté devant lui.

Le conducteur de l'animal, en présence de cet événement, se souvint que, dans le trajet qu'il venait de faire, de Vitry à Alfort, son cheval l'avait suivi, obéissant à sa voix et docile comme à l'ordinaire ; mais qu'il n'avait jamais manqué de se ruer, comme il venait de le faire, sur chaque chien qu'il avait rencontré, chose tout à fait inhabituelle chez lui.

« Il n'en fallut pas davantage pour m'éclairer, ajoute M. H. Bouley. L'animal fut fixé solidement dans le parc, entre deux gros arbres, avec un double licol de force, et l'on répéta plusieurs fois l'expérience d'exciter ses accès par la vue d'un chien qu'on exposait devant lui. Sous l'influence de ces excitations, la rage ne tarda pas à atteindre son plus haut paroxysme. En quelques heures, elle parcourut ses périodes ;

l'animal tomba dans l'épuisement et mourut peu de temps après son entrée à l'école. »

Cette observation est doublement intéressante, en raison du fait si net qu'elle apporte à l'appui de l'excitabilité pour ainsi dire spécifique dont nous nous occupons, et aussi parce qu'elle est une preuve bien frappante de la puissance avec laquelle les excitations extérieures précipitent la marche de la maladie.

En 1854, j'allai, avec mon excellent confrère et ami M. Fougera, de Châteauroux, visiter le bétail d'une ferme appartenant au maître de poste de Buzançais, dont plusieurs sujets avaient été précédemment mordus par un chien soupçonné de rage. Au moment de notre visite, deux bêtes étaient déjà mortes, et nous trouvâmes attachés au dehors de la ferme une vache et deux taureaux ; ces animaux étaient dans une grande agitation et poussaient des mugissements plaintifs. Le plus âgé des taureaux, qui paraissait plus calme que les deux autres bêtes, nous servit à essayer l'usage du réactif en question. Un chien de la ferme, qui lui-même avait été mordu, fut amené à plusieurs reprises par moi devant ce taureau. Chaque fois, sa vue provoqua la venue d'un accès terrible. Et sous l'influence de ces excitations répétées, l'état du taureau atteignit promptement le degré où en étaient déjà arrivées les deux autres bêtes ; sur nos conseils, les trois bêtes furent sacrifiées séance tenante, ainsi que le chien. La sécurité de la ferme était à ce prix.

Mais de tous les faits de ce genre qui pourront être recueillis, aucun, sans contredit, n'offrira jamais un plus grand intérêt que celui dont nous fûmes témoins à Alfort, mes condisciples et moi, et qui concerne un cheval atteint d'une rage tellement furieuse, qu'il se déchirait littéralement les flancs et s'arrachait toutes les dents incisives en mordant sa mangeoire garnie d'une lame de zinc.

Ce cheval était un animal d'expérience, auquel le virus rabique avait été inoculé par M. Renault, le savant directeur de l'Ecole. On en profita pour nous faire étudier expérimentalement la maladie dans son espèce, dont les caractères n'étaient encore qu'imparfaitement connus.

Après un certain nombre de paroxysmes provoqués par divers moyens excitateurs, dans un moment où ce cheval était en plein accès, on eut l'idée de faire apporter un malheureux chien, qui fut déposé, plus mort que vif, à coup sûr, devant lui dans la mangeoire. Contre toute attente, il ne parut guère y faire attention, et avec une sorte d'indifférence, il le repoussa négligemment du bout du nez. On retira le chien, et un mouton, qui se trouvait dans une boxe voisine, fut mis à sa place.

A la vue de l'inoffensive bête, la physionomie du cheval enragé prit tout à coup une expression terrible ; son regard brilla d'un vif éclat, et presque avec la rapidité d'un éclair, il se précipita de toute l'impulsion de ses forces décuplées sur la malheureuse victime. Il saisit ce mouton par les reins avec les dents ; puis il se mit à agiter la tête en tous sens, le tenant toujours dans sa bouche, comme pour se donner le plaisir de le torturer. Il continua ainsi jusqu'à ce que, lasses du poids qu'elles avaient à porter et surtout à retenir, ses mâchoires dussent lâcher prise.

Nous fûmes tous, maîtres et élèves, d'autant plus frappés par ce fait, que le cheval dont il s'agit avait été, de la part de M. Renault, le sujet d'une expérience instituée en vue de prouver que le virus rabique peut, contrairement à une vieille opinion encore fort répandue, s'inoculer des herbivores entre eux, et que pour faire cette démonstration, M. Renault avait précisément puisé sur un mouton le virus ayant servi à l'inoculation du cheval.

IX.

La fin du chien enragé.

Nous avons, dans les articles précédents, passé successivement en revue l'état des diverses fonctions chez les animaux enragés, en prenant le chien pour type. J'ai tâché, dans cette description symptômatique de la maladie, de suivre autant que possible la progression naturelle des signes par lesquels elle se manifeste dans ses différentes périodes, en les considérant dans chaque fonction, à mesure qu'ils l'envahissent. Il ne nous reste donc plus qu'à esquisser les traits principaux de la terminaison toujours fatale de cette terrible affection, qui mine si profondément l'économie vivante, sans qu'on ait pu jusqu'à présent savoir de quelle nature est la modification pathologique qu'elle lui imprime. J'aurai ainsi terminé la première partie du tableau que je me suis efforcé de rendre le plus exact qu'il m'a été possible; j'y ajouterai néanmoins quelques considérations du même ordre, relatives au chat, en raison de l'intérêt tout particulier qui s'attache à cet animal, par le fait de sa cohabitation constante avec nous.

J'ai déjà eu l'occasion, dans plusieurs circonstances, de dire que la fin de la rage se traduit ordinairement par un épuisement complet. On sait que si l'animal est entièrement soustrait à l'influence des excitations extérieures, à un moment donné, des signes de paralysie se montrent d'abord dans le train postérieur ; ils vont ensuite, en progressant rapidement, d'arrière en avant, jusqu'à ce qu'ils aient envahi les muscles de la poitrine et de la gorge, et produit ainsi l'asphyxie. C'est ordinairement après trois ou quatre jours de durée que la maladie se termine de cette manière.

J'ai vu des chiens ne pouvant plus se tenir debout, traîner

leur train de derrière pour venir se jeter avec fureur sur le bâton qu'on leur présentait, à travers les barreaux de leur niche, en vue de les exciter encore dans ce triste état.

Si l'animal est demeuré en liberté, il se traîne lentement le long des routes ou des chemins qu'il parcourt, la queue pendante entre les jambes, et sans paraître se préoccuper de ce qui l'entoure. Il a le plus souvent la gueule ouverte, la langue pendante et bleuâtre, comme celui que nous avons fait dessiner d'après nature, et dont la gravure a été donnée précédemment. Ces deux signes, joints à la démarche chancelante, sont caractéristiques.

La difficulté de la marche, sans doute, porte à cette période le chien enragé à se retirer dans quelque endroit écarté, où il s'assoupit et demeure pendant de longues heures. Il faudrait bien se garder alors de troubler son sommeil. Quelque avancée que soit la paralysie, l'excitabilité si considérable que j'ai tenté de faire ressortir dans le dernier article, quand elle est mise en jeu, le remet tout à coup en possession de toute son énergie et de toute sa fureur. Une cruelle morsure ne manquerait point de suivre, dans ce cas, l'attouchement intempestif. Le mieux est de laisser l'animal terminer paisiblement le peu de vie qui lui reste alors.

Ce cas se présente assez fréquemment dans les campagnes. Il n'est pas rare de rencontrer, dans quelque coin de fossé, un chien atteint de rage, sommeillant comme il vient d'être dit. Que d'accidents terribles sont résultés de ce déplorable instinct qui porte en pareille occasion le passant à jeter une pierre ! L'homme est ainsi fait, qu'il ne peut souffrir la paix autour de lui. Que vous fait, je vous le demande, cet animal inoffensif, au moins en cet instant, pour le provoquer de cette façon? Et quand même l'intérêt de votre propre conservation, ainsi que je viens de le montrer, ne vous commanderait pas de vous abstenir, pourquoi faire gratuitement du mal à une pauvre bête qui, de son côté, ne vous rend que des services?

Nous avons vu que dans cette forme particulière de la rage, que l'on appelle la rage mue, il existe dès le début une paralysie particulière des muscles de la langue et des mâchoires, qui fait que la gueule demeure entr'ouverte et la langue pendante. Dans la rage ordinaire, ce phénomène n'apparaît que tout à fait à la fin et comme un des derniers signes de la maladie confirmée.

Il ne faudrait pas croire que par cela seul qu'il est arrivé à cet état, l'animal a tout à fait cessé d'être dangereux : ce serait une grave erreur. L'excitabilité cérébrale est suffisante à un moment donné pour faire disparaître, sous l'influence d'une excitation directe, la paralysie et permettre le rapprochement des mâchoires. L'animal est alors plus féroce et plus dangereux que jamais, car sa férocité est en raison directe de la dose d'énergie qu'il lui a fallu déployer pour se soustraire aux étreintes de l'influence mystérieuse qui paralysait ses muscles.

Quand on ne peut pas, ou quand on ne veut pas tuer les chiens enragés à l'aide d'un moyen prompt et efficace, rien de mieux donc que de les laisser mourir en paix. Cette terminaison est, encore une fois, infaillible. Elle arrive d'autant plus promptement, que des excitations plus nombreuses, en multipliant les accès de fureur, ont imprimé a la maladie une marche plus rapide et hâté la venue de la paralysie généralisée, qui en est le dernier terme, et la fin fatale du chien enragé.

X.

Le chat enragé.

La physionomie de la rage ne diffère pas essentiellement, chez le chat, de ce qu'elle est chez le chien, que nous avons eu jusqu'à présent plus particulièrement en vue. Au fond, ce sont les mêmes signes caractéristiques, modifiés seulement, dans quelques-unes de leurs manifestations objectives, par les différences mêmes des habitudes et de la manière d'être de messire Rominagrobis.

Il y a longtemps que l'on a dit que le chat est le prototype de la paresse égoïste. Je n'aime pas pour ma part cet animal, qui, à défaut de qualités affectives réelles, ne paraît avoir quelque utilité qu'après sa mort, à raison de sa fourrure. Le plaisir que l'on peût trouver, et que d'aucuns trouvent, je le sais, à caresser vivante cette fourrure, ne me semble pas une compensation suffisante des traîtres coups de griffes, et surtout des dangers auxquels le chat expose nos enfants et nous du fait de la rage, à laquelle il est très sujet.

Comme le chien, lorsqu'il est aux prises avec cette maladie, le chat fait tout d'abord preuve d'une *inquiétude non motivée*, qui est ici d'autant plus facile à saisir et d'autant plus caractéristique, qu'une parfaite quiétude est le propre de sa manière d'être normale. Le chat de la bonne société passe en effet sa vie, on le sait, entre une table délicatement servie, et le béat ronron du foyer bien chauffé.

Cette vie, que l'on a comparée (je ne dis pas que ce soit exactement) à celle des chanoines, lui donne une physionomie habituelle bien propre à faire sans peine saisir *l'aspect sombre et suspect* que lui communique la rage, à lui aussi. Elle n'est pas moins propre à mettre en relief la *dépravation du goût* et de *l'appétit*, *l'exagération de la faim* et de *la soif*, qui en sont également des caractères.

On n'a point remarqué que le chat enragé fît entendre un miaulement caractéristique, comme le hurlement du chien. On sait seulement qu'à un certain moment de la maladie, sa voix devient un peu rauque, et prend un ton qui, lorsqu'elle est entendue la nuit, lui donne quelque chose de sinistre. Elle présente alors quelque analogie avec celle qu'il fait entendre dans la saison des amours.

Mais ce qui, chez cet animal, doit être surtout pris en très grande considération, c'est la tendance à mordre, qui est tout à fait insolite dans l'état domestique, où la griffe est presque exclusivement en jeu.

Du reste, je crois que la prudence la plus élémentaire commande d'admettre, à titre de règle de conduite invariable, à l'endroit du chat, que tout changement, si faible qu'il soit, dans sa manière d'être normale, doit être considéré comme pouvant être un signe de rage. Ne vaut-il pas mieux cent fois s'exposer à avoir pris des précautions inutiles, plutôt qu'à courir les risques de laisser, vaquant au milieu de la famille, un animal enragé?

Il y a longtemps que mon parti est pris, quant à moi, là-dessus, et je le dirai ici : je professe cette opinion, qu'il ne faut introduire dans sa maison des animaux, chiens ou chats, à titre d'amis, qu'autant que l'on n'en a pas d'autres. J'aime le chien autant que pas un, et je me garderais bien de lui faire aucun mal; mais je crains pour lui, pour ma famille et pour moi, la rage qu'il engendre; et je ne crois pas sage, d'un autre côté, d'introduire sans utilité bien directe une bouche de plus dans la consommation. Tant qu'il y aura des gens qui, en se levant le matin, ne sont pas du tout assurés de leur dîner du soir, je ne crois pas bon de faire asseoir au banquet de la vie, dont le menu est limité, des animaux dont les droits ne viennent qu'en seconde ligne.

C'est un peu aussi pour ce motif que j'ai cherché à inspirer au lecteur une juste et salutaire défiance à l'endroit des chiens en général. Si, sans dépasser la limite qui s'arrête à ce point, de commander la prudence dans les relations avec ces intéressantes bêtes, je suis parvenu à impressionner l'esprit du lecteur à cet égard, de manière à le tenir en éveil, j'ai conscience que j'aurai rendu un faible service à l'humanité.

La partie dont nous nous occuperons maintenant, sans cesser, j'espère, d'avoir le même intérêt, présentera au moins quelques côtés consolants.

Car, puisque nous avons tant fait que d'entreprendre ce travail, il faut bien envisager la rage à tous les points vue qui sont du ressort de l'hygiène publique.

XI.

Le cadavre du chien enragé.

On lit souvent dans les journaux, — et encore tout récemment à propos des ravages affreux causés par un *bull-dog*, — que l'autopsie d'un chien, pratiquée par un vétérinaire éclairé, a permis de déclarer que cet animal était ou n'était pas, de son vivant, atteint de la rage.

Il s'en faut de beaucoup que l'état de la science puisse autoriser à être aussi affirmatif en un pareil sujet. Les particularités que l'on découvre sur le cadavre d'un animal enragé, lorsqu'elles s'y présentent avec un certain ensemble, peuvent cependant avoir quelque importance ; et comme, au point de vue auquel nous sommes ici placés, il ne saurait être indifférent, en beaucoup de cas, de se fixer sur l'état réel d'un chien qui, ayant mordu quelques personnes, aurait été tué après, par exemple, dans l'intérêt de la conduite à tenir vis-à-vis de ces personnes, je ne puis négliger de rapporter sommairement les altérations que l'on rencontre le plus communément à l'autopsie des chiens enragés.

Tout ce qui, du reste, doit, d'une façon ou de l'autre, concourir à faire mieux connaître la rage, ne peut manquer de contribuer au but que nous nous proposons.

Il faut malheureusement commencer par déclarer que cette cruelle maladie ne laisse sur le cadavre aucune lésion essentiellement caractéristique par elle-même ; celles qu'on y trouve ne valent que par leur rapprochement avec celles qui les accompagnent, et surtout avec les symptômes observés; leur absence, si elle établit de fortes présomptions en faveur de la non-existence de la maladie, ne saurait cependant suffire pour la démontrer. C'est pour ces raisons, du reste, que l'on ignore absolument la nature de la modification pathologique qui constitue la rage; les autopsies les plus minutieuses n'ont pu, jusqu'à présent, nous en révéler le secret.

Je vais passer en revue les caractères anormaux qu'offre le cadavre des chiens enragés, en ayant soin d'assigner à chacune des particularités qui s'y rencontrent sa juste valeur caractéristique.

Une modification qui ne manque jamais, et dont on s'expliquera facilement la constante existence, c'est la turgescence et la rougeur de toutes les parties de la muqueuse buccale. Les amygdales, également gonflées, ont acquis une teinte violacée, de même que le pharynx ou arrière-bouche. L'épiglotte, c'est-à-dire l'espèce de soupape qui, à un moment donné, recouvre l'ouverture du larynx, se montre toujours injectée et épaissie; il importe donc beaucoup de l'examiner.

Comme celle du pharynx, la muqueuse du larynx présente également toujours, bien qu'à divers degrés, une rougeur manifeste. C'est surtout aux environs des lèvres de la glotte que ces signes inflammatoires se montrent; et cela donne la raison probable des modifications si remarquables imprimées à la voix du chien enragé.

Une relation étroite entre ces diverses lésions des premières voies digestives et respiratoires et les symptômes que j'ai si minutieusement détaillés, n'est, du reste, pas difficile à établir à présent. L'ouverture constante de la bouche, la persistance de la soif, jointe à la difficulté de la déglutition des liquides occasionnée par la paralysie commençante, tout cela s'explique avec la plus grande facilité.

Mais il n'en est pas moins évident que, considérées isolément, ces lésions ne sauraient avoir une valeur réellement probante, car on s'apercevra sans peine que ce sont également celles d'une simple angine aiguë, au moins pour la plupart. Elles n'acquièrent cette valeur, jusqu'à un certain point, qu'autant qu'elles viennent corroborer quelques-uns des symptômes susceptibles eux-mêmes d'appartenir à la rage.

Toutes les autres altérations qui peuvent se rencontrer dans la trachée, les poumons, le cœur, et qui consistent en un engouement de sang noir, sont celles de l'asphyxie, par laquelle se termine toujours naturellement la maladie, ainsi que cela a été dit.

Il existe souvent aussi, sur la muqueuse de l'estomac, quelques traces inflammatoires; mais on comprendra sans peine que la gastrite est une maladie assez fréquente chez le chien, pour que cela n'ait pas une bien grande valeur. Cependant, c'est dans ce viscère que se rencontrent ordinairement les éléments les plus propres à donner à l'autopsie d'un chien soupçonné d'avoir été atteint de rage quelque valeur probative.

On trouve encore, dans le livre de M. Youatt, tant de fois cité dans le courant de ce travail, des détails précis à cet égard, qu'il faut lui emprunter textuellement, pour leur donner toute la valeur qu'ils acquièrent par le fait d'un accord entre cet auteur et son habile traducteur :

« On doit, dit-il, attacher une grande importance aux matières que contient l'estomac. Si l'on y rencontre un mélange étrange de crins, de foin, de paille, d'excréments, de terre ou de restes d'aliments, on peut affirmer, sans crainte de beaucoup d'erreur, que le chien est mort enragé, car ce n'est que sous l'influence de la dépravation d'appétit, qui est le propre de la rage, que cet amas de substances a pu être dévoré.

» Toutefois, toutes les matières étrangères rencontrées dans l'estomac n'ont pas la même valeur diagnostique. Ce qui autorise surtout à affirmer l'existence de la rage, c'est la présence dans le ventricule de ce mélange singulier de paille, de crins, de foin et de matières de toutes sortes que nous avons énumérées.

» Lorsqu'on ne rencontre pas dans l'estomac de matières étrangères à l'alimentation, mais un fluide, composé principalement de bile corrompue et de sang extravasé, on est fortement fondé à soupçonner l'existence de la rage. Le soupçon se transforme en certitude, s'il existe dans le duodénum ou le jéjunum (les deux premières portions du petit intestin qui fait suite à l'estomac, ou intestin grêle) quelques débris de matières indigestes. C'est qu'alors le reste a été rejeté par le vomissement, et l'on doit s'enquérir de la nature des matières qui ont été rendues pendant la vie. »

La réunion de ces lésions avec celles de la bouche, de l'arrière-bouche, du larynx, établit toutes les probabilités possibles en faveur de l'existence de la maladie. Ce serait aller trop loin, assurément, que de l'affirmer scientifiquement d'après cela ; mais pour les nécessités de la pratique, qui sont moins exigeantes sous ce rapport, il ne saurait y avoir que des avantages à agir dans ce cas comme s'il y avait certitude complète.

Ce ne sont point là, assurément, les seules lésions que l'on rencontre à l'autopsie des chiens enragés, ou des autres animaux qui ont succombé à l'affection rabique. J'en pourrais dire bien long à cet égard, si je voulais compulser les écrits de la plupart des auteurs qui se sont occupés du sujet. Mais il n'est nul besoin de montrer, dans un travail de cette nature, les traces de l'influence qu'exerce toujours sur les recherches médicales la tyrannie des doctrines régnantes, et qui est surtout manifeste alors qu'il s'agit, comme dans le cas de la rage, de quelque chose de complétement inconnu.

On a fait grand bruit, par exemple, il y a quelque vingt ans, de petites vésicules pleines d'un liquide clair et spécifique, que Marochetti disait avoir trouvées de chaque côté du frein de la langue, et auxquelles il avait donné le nom de *lisses*. Malheureusement, les lisses, que l'on voulut alors faire accepter comme essentiellement caractéristiques de la rage, ne se sont plus montrées depuis. Et cela est d'autant plus fâcheux, on le comprendra sans peine, que, suivant Marochetti, il devait suffire de crever ces petites vésicules et de donner ainsi écoulement au liquide qu'elles contenaient, pour produire la guérison de la maladie.

On a peine à concevoir que dans des matières d'observation, l'imagination puisse prendre un tel empire ; car il est manifeste que des personnes compétentes et, ce semble, de bonne foi, ont cru positivement voir alors les lisses de Marochetti là où il n'y en avait point. Il en a été de même pour les lésions que plusieurs auteurs ont cru voir aussi dans différentes parties du système nerveux, et que les esprits libres et plus rigoureux de notre époque ont dû nécessairement reléguer au nombre de ces chimères qu'enfante l'esprit de système.

Les esprits dont je parle ont établi, relativement aux lésions offertes par le cadavre du chien enragé, qu'au point de vue scientifique, c'est-à-dire comme élément propre à éclairer sur la nature des altérations essentielles qui accompagnent ou provoquent les manifestations de la rage, ces lésions se réduisent à rien. Cela n'est pas flatteur pour les savants, mais cela est vrai, et il faut le dire pour ce motif. Doit-on espérer que de nouveaux perfectionnements apportés à nos moyens d'investigation, feront trouver ce qui nous a échappé jusqu'à présent?

XII

Les causes de la rage spontanée.

Bien des gens se croient en mesure d'indiquer, sans la moindre hésitation, la cause certaine du développement spontané de l'affection rabique. Il a même été écrit des volumes rien que sur ce point particulier de la question, sans que celle-ci, hélas! soit de beaucoup plus avancée; au contraire.

Il serait certainement fort intéressant et fort utile, en même temps, de savoir à quel concours de circonstances le virus de l'affreuse maladie doit sa génération. Ce serait là le meilleur moyen, sans contredit, de mettre l'humanité en état de se préserver de la rage, en évitant de placer les animaux chez lesquels seuls elle se développe spontanément, dans les conditions qui peuvent lui donner naissance. Et au lieu d'insister sur la connaissance des signes de son début, au point de vue de l'opportunité des mesures préventives à prendre, je n'aurais eu qu'à développer et à mettre en lumière ici les circonstances dont il s'agit.

Malheureusement, nous n'avons encore là-dessus rien autre chose que des opinions absolument inacceptables pour les esprits rigoureux, attendu qu'il n'a été donné pour les appuyer que des hypothèses ou des faits sans valeur. Tout le bagage réel de la science se réduit, à cet égard, à quelques probabilités faiblement établies, et qui demandent impérieusement une vérification expérimentale. Notre tâche doit donc consister à faire la critique des idées admises sur l'étiologie de la rage, à l'état de préjugé pour la plupart; à discuter les documents plus ou moins officiels qui ont été produits, pour les réduire à leur juste valeur; enfin à exposer les faits sérieux et avérés, qui sont de nature à jeter peut-être quelque jour sur ce point de l'étude de l'affection rabique, ou à démontrer l'erreur des croyances généralement répandues.

C'est un besoin si naturel à notre esprit, celui qui nous porte à remonter de l'effet à la cause, que les méthodes rigoureuses de la science peuvent seules nous mettre en garde contre des conclusions insuffisamment basées, lorsqu'il s'agit d'interpréter les faits. Or, rien n'est obscur et difficile comme les questions d'étiologie; et c'est à ce sujet que le latin bien justement dit : *Felix qui potuit rerum cognoscere causas.* En ce qui concerne particulièrement l'étiologie de la rage, la nature intime des modifications imprimées dans cette maladie aux fonctions cérébrales, nous étant absolument inconnue, de même que le mode de génération du virus rabique dans la salive, il n'y a point apparence que nous puissions arriver sous ce rapport à quelque chose de certain, avant que les deux points qui viennent d'être indiqués aient été résolus. Il faut donc s'en tenir aux probabilités et admettre, — en ne leur donnant que la juste valeur qui leur appartient, bien entendu, — la plupart des causes que l'on s'est assez généralement accordé à signaler jusqu'à présent.

Parmi ces dernières, celle qui réunit à coup sûr le plus de partisans est relative aux rapports sexuels. C'est au point que des vétérinaires, des médecins, sont convaincus que l'abstinence complète des rapports de cette nature est pour le chien l'unique cause de la rage. Il a été fait à ce sujet de singulières théories, que le développement spontané de la rage chez les loups et les renards vivant dans les bois suffiraient à détruire, si d'ailleurs elles ne reposaient pas sur les données scientifiques les moins justifiées.

Qu'est-ce, en effet, que cette influence du phosphore contenu dans les os dont se nourrissent les chiens, et sur laquelle s'appuyait jadis M. le docteur Loreau? Il faudrait d'abord que sa réalité fût bien établie en ce sens, ce qui n'est rien moins que fait ; et ensuite, qui ne voit qu'il s'agit ici de phosphate de chaux et non point de phosphore? De pareilles hypothèses peuvent bien témoigner en faveur d'une imagination féconde, mais elles ne sauraient être prises en considération par la science.

MM. Bachelet et Froussart ont écrit tout un volume pour s'efforcer de démontrer la réalité, et de plus l'action unique de la cause dont nous nous occupons. Partant de là, ils ont conclu que le seul moyen de préserver l'humanité de la rage serait de procéder, par voie de mesure générale, à la *neutralisation* de tous les mâles de l'espèce canine.

S'il est incontestable que ces auteurs ont fait preuve, dans leur travail, qu'ils étaient animés d'une conviction sincère et profonde, on ne peut point dire qu'ils y aient montré au même degré une exacte connaissance des conditions que l'on exige, dans la science, d'une démonstration.

Je suis obligé de le dire, il n'est pas possible de se montrer moins difficile sur la valeur des preuves; il n'est guère possible, non plus, d'être moins au courant de la question que ne le sont ces messieurs, d'après leur opuscule, auquel ils ont paru, cependant, ajouter une grande importance.

Je ne m'arrêterai pas, à coup sûr, à la singularité du moyen préservatif qu'ils ont proposé. Quand on est si enclin à prendre les conceptions de son imagination pour des vérités scientifiques, c'est-à-dire démontrées, il n'est point étonnant qu'on se montre aussi facile sur la question des voies et moyens. Cela n'est pas sérieux.

En somme, comme M. Loreau, les auteurs dont il s'agit ont pris pour eux une idée étiologique qui avait déjà cours, en exagérant, plus que personne ne l'avait encore fait, son importance : voilà tout ce qu'on peut dire de la valeur du moyen qu'ils ont proposé pour préserver *infailliblement* l'humanité de la rage.

Cette même idée se présentait encore plus récemment, dans une lettre écrite de Wesserling par M. Sacc, à M. Victor Chatel, et insérée dans le numéro de février 1859 du *Bulletin de la Société protectrice des animaux*. Après avoir passé en revue les principales causes qui ont été attribuées à la rage et les avoir éliminées, l'auteur s'exprime ainsi : « J'avais donc conclu, avec la plupart des auteurs qui se sont occupés de cette effrayante maladie, que le développement spontané de la rage est provoqué chez les chiens par l'éloignement de leurs femelles. »

A l'appui de cette conclusion, M. Sacc vient précisément apporter une observation qu'il a personnellement recueillie, et au sujet de laquelle il ajoute : « Sur ces entrefaites, je fis en 1852 un voyage en Hongrie, où je fus vivement frappé par l'observation suivante, qui confirmait d'une manière éclatante toutes mes prévisions. Sur les deux rives du Danube, il n'y a qu'une seule race de chiens, savoir la magnifique espèce que Buffon appelle *chien-loup*, et que partout ailleurs on appelle *spitz* à cause de son nez pointu; seulement elle est quatre fois plus grosse que celle qu'on possède sous ce nom en Suisse et en Alsace. Le spitz de Hongrie est aussi gros que le chien d'arrêt, absolument blanc, couvert de longs poils et orné d'une magnifique queue en panache contournée sur elle-même. Ces chiens, admirables d'intelligence, sont à la fois les agents de police et les balayeurs de tous les villages, dont ils connaissent si parfaitement les habitants que pas un étranger ne peut y pénétrer sans risquer d'y laisser ses mollets, en sorte que pour parcourir en sûreté ces contrées à demi-sauvages, il faut avoir soin de se faire annoncer d'un village à l'autre, afin qu'un indigène vienne à temps pour écarter les chiens.

» Sur la rive gauche ou chrétienne du Danube, il y a chaque année des chiens enragés, tandis que cette cruelle maladie est *inconnue* sur la rive droite ou turque ; or, sur la rive gauche, on ne garde que des *chiens mâles*, tandis que sur la rive droite, où personne ne s'inquiète des chiens, on trouve à peu près *autant de femelles que de mâles.* »

Voilà, certes, une observation qui devra paraître bien concluante aux yeux des personnes qui ne sont pas habituées aux déductions rigoureuses de la science, et dont le sens critique n'aura pas été suffisamment exercé. Avec l'idée préconçue qu'il apportait dans son voyage en Hongrie, il est assez naturel que M. Sacc ait interprété en faveur de cette idée l'observation qu'il a faite et l'ait présentée à ce point de vue ; mais la critique, qui cherche la vérité dans les faits, et non point la confirmation de ses propres conceptions intellectuelles, la critique s'aperçoit tout de suite que si l'on peut admettre, en effet, que la considération signalée par M. Sacc soit pour quelque chose dans le développement de la rage sur la rive chrétienne du Danube, où il n'y a que des chiens mâles, il est au moins aussi conforme à la logique de considérer que le soin qui est pris de les dresser à faire la chasse aux mollets des étrangers, y est bien aussi pour une part. Je suis porté, pour mon compte, ainsi que je le montrerai plus loin, à accorder même une plus grande importance à ce dernier point de vue qu'à l'autre ; mais il suffit que l'on soit fondé en logique à les mettre sur la même ligne, pour enlever à l'observation toute sa valeur, relativement à ce que son auteur a voulu lui faire prouver.

La privation des aliments et une nourriture trop substantielle et trop abondante — deux causes bien opposées, comme on voit, — ont été également accusées de provoquer le développement spontané de la rage. Il n'y a pas à s'arrêter sur ces idées, évidemment nées de ce besoin de tout expliquer, sauf à se contenter d'à peu près, que j'ai déjà signalé. On n'a jamais pu faire développer expérimentalement la rage, par aucun de ces moyens, si faciles pourtant à expérimenter. On n'a jamais pu savoir, non plus, sur quel motif plausible certains auteurs se sont basés pour attribuer le privilége exclusif du développement spontané de la rage au chien, en raison de ce que cet animal serait exempt de la transpiration cutanée, tandis que d'autres l'attribuent à un refroidissement subit de la peau. Il faut dire d'abord que les premiers commettent une erreur physiologique, attendu que la peau du chien exhale de la transpiration comme celle de tous les autres animaux, bien qu'en réalité les sueurs soient chez lui rares ; quant à la dernière opinion, elle appartient à cette étiologie banale, qui ne mérite pas qu'on s'y arrête.

C'est ici le lieu de relever en passant une erreur d'autant plus importante, qu'elle vient encore de se reproduire sous la plume d'un hygiéniste fort autorisé , M. le docteur Ambroise Tardieu, dans un *Rapport sur la rage,* inséré au numéro de anvier 1860 des *Annales d'hygiène publique et de médecine légale*, rapport dont nous aurons tout à l'heure à discuter plus d'un point.

« Nous devons noter, dit M. Ambroise Tardieu, deux exemples remarquables de rage spontanée chez le chat, l'un qui paraît s'être développé à la suite d'une large brûlure, l'autre chez une chatte rendue furieuse par l'enlèvement de ses petits. Ces faits offrent un intérêt considérable, puisqu'ils tendraient à résoudre la question encore douteuse du développement spontané de la rage dans d'autres espèces que l'espèce canine. »

Il paraîtra sans doute étonnant à tous les vétérinaires sous les yeux desquels tombera ce passage, que l'habile médecin-légiste ait pu considérer cette question comme encore douteuse. Depuis que la science vétérinaire existe, il a toujours été démontré et admis, ainsi que nous l'avons établi au commencement de cet opuscule, que la rage se développe spontanément sur les seuls animaux des espèces appartenant aux genres *canis* et *felis*. Or, ce dernier genre comprend, comme on sait, l'espèce du chat ; on ne conçoit donc point en suite de quelle préoccupation M. Tardieu a pu considérer comme encore douteuse une question résolue depuis si longtemps, et devenue tout à fait classique.

Cela dit, reprenons l'examen des causes du développement spontané de la rage.

Il semblerait, — et c'est là une opinion professée par plusieurs vétérinaires du plus haut mérite, ainsi que j'ai déjà eu l'occasion de l'annoncer, — il semblerait que les entraves apportées à la liberté des chiens, de quelque nature qu'elles puissent être, sont capables de favoriser le développement de la rage. Toujours est-il que c'est là un moyen plausible d'expliquer les résultats produits par la mesure fiscale de l'impôt sur les chiens, mesure qui a dû nécessairement en réduire de beaucoup le nombre. Nous n'avons pas le chiffre exact de la diminution, mais je crois que personne ne contestera que, sous l'influence de l'impôt, elle a été considérable. Or, il paraît tout naturel de supposer que cette diminution du nombre des chiens devait nécessairement amener une diminution corrélative du nombre des cas de rage. C'était là, du reste, un des arguments les plus forts qui aient été produits en faveur de l'impôt sur les chiens. Eh bien! il n'en a été absolument rien, ainsi qu'on va le voir.

Pour des raisons que je ferai tout à l'heure valoir, et dont la principale est l'absence d'un contrôle suffisamment compétent, il n'est pas possible d'accorder de la valeur à la plupart des résultats de l'enquête que l'administration poursuit depuis tantôt dix ans sur la rage. Recueillis on ne sait comment, par les administrations préfectorales, les faits ne peuvent scientifiquement offrir aucune garantie; mais, au point de vue spécial auquel nous sommes placés en ce moment, je trouve dans le rapport de M. Ambroise Tardieu, cité plus haut, des chiffres dont la signification n'échappera à personne. Ces chiffres se rapportent à des cas de rage recueillis chez l'homme, mais il est à peine besoin de faire remarquer que cela ne saurait en aucune façon influer sur la conclusion que j'en veux tirer. Il est clair que, en général, et année pour année, le nombre des cas chez l'homme peut être considéré comme proportionnel à celui des cas chez le chien.

Le tableau suivant, où sont placés en regard les chiffres obtenus avant et après l'impôt, est de nature à faire naître quelques réflexions sur l'inanité des moyens analogues à celui dont il s'agit. C'est du moins mon opinion.

Avant l'impôt.		Après l'impôt.	
En 1853, 37	cas de rage.	En 1856, 20	cas de rage.
1854, 21	—	1857, 13	—
1855, 21	—	1858, 17	—

A la simple inspection de ce tableau, on sera peut être disposé à conclure que l'impôt sur les chiens a sensiblement fait diminuer le nombre des cas de rage. En ne considérant que les résultats bruts, on serait déjà forcé de reconnaître que c'est là bien peu de chose, si l'on songe qu'il s'agit de toute la France; mais si l'on veut bien se souvenir que ces chiffres des trois années postérieures à l'établissement de l'impôt, et qui sont de bien peu au-dessous des années antérieures, correspondent à une population canine de beaucoup inférieure, on sera bien obligé d'en conclure que le nombre proportionnel des cas de rage, chez les chiens, a été plus élevé que les années précédentes.

Il résulte, d'ailleurs, des statistiques annuelles établies à l'Ecole impériale vétérinaire de Lyon d'une manière rigoureuse, et qui méritent par conséquent une entière confiance, que le nombre des cas de rage observés sur les chiens présente des variations très considérables, et tout à fait indépendantes de l'impôt. Ainsi, en **1856**, **42** chiens enragés sont entrés dans les infirmeries de l'École ; en **1857**, il n'en a été reçu que **12** ; en **1858**, le nombre a augmenté au point d'atteindre **56**; enfin en **1859**, **31** avaient été déjà admis depuis janvier jusqu'à septembre.

Tous ces chiffres prouvent, à ce qu'il me semble, que, depuis l'établissement de l'impôt sur les chiens, le nombre absolu des cas de rage canine n'a pas sensiblement diminué. Or, celui des chiens ayant subi, au contraire, du fait de l'établissement de l'impôt, une notable réduction, il en résulte nécessairement que la proportion relative des cas de rage a augmenté, par l'influence d'une cause quelconque.

Quelle est cette cause? Serait-ce, ainsi que quelques vétérinaires autorisés le pensent, les nouvelles entraves apportées depuis l'établissement de l'impôt et par les mesures de police, à la liberté de l'espèce canine? Cela est possible; mais on serait en droit de s'étonner, après ce que j'ai déjà dit tant de fois au sujet de la rigueur nécessaire des preuves, en fait de science, que j'acceptasse une pareille conséquence autrement qu'à titre de simple probabilité. Du reste, j'expose les données, le lecteur conclura. Toujours est-il qu'en Égypte, en Syrie, en Turquie et dans divers autres pays orientaux, où les chiens sont absolument libres, la rage, pour n'être pas absente, ainsi qu'on l'a cru pendant fort longtemps, et ainsi que le croit encore le public, est cependant très rare. Les médecins sanitaires de ces divers pays, interrogés par l'enquête, en ont rapporté un total de **39** cas.

« Mais si dans ces contrées, dit M. Tardieu (*loco citato*), les chiens sont plus rarement exposés à la rage, tous les médecins qui ont observé en Orient s'accordent à considérer cette *immunité* comme *l'effet de la vie libre que mènent ces animaux...* »

M. le docteur Michel, de Salie, a fait connaître à M. Camescasse, médecin sanitaire en Turquie, le fait épouvantable d'un loup enragé qui a mordu 47 personnes, dont 45 sont mortes de la rage. Les deux autres furent préservées par une cautérisation immédiate avec le beurre d'antimoine. En Égypte et en Turquie, toujours au rapport des mêmes médecins sanitaires, des chats ont également communiqué la rage.

Cette rareté de l'affection rabique dans les pays chauds, que beaucoup de personnes à imagination vive prennent encore pour une immunité complète, en l'attribuant à l'influence de la température sur la transpiration cutanée, cette rareté, dis-je, s'accorde mal avec le préjugé si répandu qui consiste à croire que, dans nos climats tempérés, la rage se montre à peu près exclusivement dans les saisons chaudes.

Sous ce rapport, les résultats de l'enquête administrative se sentent fortement de l'influence de ce préjugé. Il ne me paraît pas possible d'expliquer autrement l'absence de concordance de ces résultats avec ceux recueillis dans les écoles et les établissements vétérinaires spéciaux, par conséquent dans des conditions d'exactitude bien autrement rigoureuses.

En effet, les 181 cas signalés dans l'enquête qui a fait l'objet du rapport de M. Tardieu se répartissent, quant aux saisons, de la manière suivante :

En juin, juillet, août.	66 cas.
En mars, avril, mai.	44
En décembre, janvier, février.	40
En septembre, octobre, novembre. . .	31

Il en résulterait, si l'on devait s'en rapporter à ces chiffres, que, bien qu'elle ne soit pas exclusive aux saisons chaudes, comme le vulgaire le croit généralement, l'apparition de la rage appartiendrait principalement à ces saisons. Eh bien ! cela est en opposition formelle avec les faits bien recueillis, ainsi qu'on va le voir. Il suffira pour l'établir de comparer les chiffres de l'enquête administrative avec ceux fournis par le dernier *Compte rendu de l'Ecole impériale vétérinaire de Lyon*, et ceux recueillis l'année dernière dans l'établissement spécial de la rue Fontaine-au-Roi, dont nous avons déjà parlé, et qui est si habilement dirigé par M. Bourrel.

« On a dû trouver, dit M. le professeur Rey, dans les conditions exceptionnelles de l'été dernier, des renseignements précieux pour étudier, sous ce rapport (celui de l'étiologie de la rage), l'influence des fortes chaleurs. » Le compte rendu ajoute à ce sujet :

« Depuis longtemps nous avons établi, par des statistiques importantes, qu'on a tort d'attribuer l'apparition de la rage à l'élévation de la température atmosphérique ; *ce sont toujours les mois humides de l'année qui ont produit le plus de cas de cette maladie*, notamment ceux de novembre et de février.

» Si l'on avait besoin de nouvelles preuves, nous les trouverions certainement bien frappantes pour 1859. Ainsi nous avons eu dans les infirmeries 6 cas de rage en février, 7 en mai, tandis qu'on n'en a constaté que 2 en juillet, 1 dans le mois d'août, 3 dans le mois de septembre dernier, sous l'influence de chaleurs tropicales.

» Ce résultat est encore plus prononcé si l'on établit des comparaisons avec les années précédentes : en août 1858, 6 cas de rage, et ce mois a été pluvieux, tandis qu'en août 1859, avec une sécheresse extrême, un seul fait s'est présenté (*Journal de médecine vétérinaire, septembre et octobre* 1859).

Ces résultats sont tout à fait concordants avec ceux recueillis dans les deux autres écoles, notamment à Toulouse ;

ils concordent également, ainsi qu'on va le voir, avec ceux observés à Paris par M. Bourrel. Je relève ces chiffres sur les registres de son établissement, pour 1859 :

En Janvier...........	2	cas de rage.
Février...........	1	—
Avril.............	3	—
Mai..............	1	—
Juin..............	1	—
Juillet............	1	—
Août..............	0	—
Septembre........	6	—
Octobre...........	1	—
Novembre.........	2	—
Décembre.........	3	—

On voit encore ici que ce sont les mois les plus chauds de l'année, juin, juillet et août, qui ont présenté le moins de cas de rage. L'absence même complète de ces cas pendant le mois d'août, dans l'établissement, en même temps qu'un seul entrait à l'Ecole de Lyon pour toute une ville est, ce semble, assez significative.

Il y a donc évidemment erreur du côté de la statistique officielle ; car il n'est pas possible d'hésiter entre des chiffres recueillis on ne sait par qui ni comment, et d'autres qui se présentent avec la garantie d'hommes spéciaux et compétents, et ayant de plus été contrôlés par un intérêt direct et la publicité. On ne saurait, en vérité, mettre en parallèle des documents émanant de sources aussi dissemblables, surtout lorsqu'il s'agit de statistique. Et il serait bien regrettable que l'honorable rapporteur du comité consultatif d'hygiène publique n'ait pas cru devoir tenir plus de compte des éléments sérieux de la question, s'il ne s'était borné à présenter les résultats fautifs auxquels il est arrivé, au seul point de vue des « mesures de police à prendre contre les chiens qui peuvent être menacés de la rage. » Pour ceux qui, comme nous, sont convaincus que ces mesures tournent précisément à l'encontre du but qu'on se propose en les prescrivant, il est clair qu'il y a quelque avantage à ce qu'elles soient prises précisément au moment où les chances d'apparition de la maladie sont moindres.

Néanmoins, la vérité est à tous égards préférable. Et il faut qu'on sache bien que si les grandes chaleurs peuvent avoir sur le développement de la rage une influence, celle-ci s'exerce en sens inverse de celui qui est généralement admis; c'est-à-dire que la maladie est ordinairement plus rare dans les saisons chaudes, de même que dans les pays à température constamment élevée. Toutes les statistiques bien faites prouvent que c'est pendant les mois pluvieux que les animaux enragés sont surtout nombreux.

Et la conclusion finale à tirer de tout cela, c'est qu'il est prudent de se tenir toujours en garde, quelle que soit la saison, contre les animaux enragés. La sécurité dans laquelle le préjugé que je viens de combattre maintient le public, hors le temps des grandes chaleurs, est une fausse sécurité, dont les faits journaliers viennent malheureusement démontrer le danger. Mais telle est la puissance d'un préjugé, que la signification de ces faits échappera encore longtemps au plus grand nombre!

On voit, par tout ce qui précède, combien peu nous sommes avancés sur la question des causes de la rage. Comment, d'ailleurs, en serait-il autrement, dès lors qu'il s'agit d'expliquer le développement d'un agent mystérieux qui s'est produit jusqu'à présent dans les circonstances les plus diverses? Libre aux gens peu difficiles pour eux-mêmes, de se croire en possession du fameux secret, — et il y en a comme cela! — Quant à nous, qui avons au plus haut degré le respect de la science, c'est-à-dire de la vérité, il ne nous en coûtera nullement de déclarer que nous ne savons absolument rien sur ce sujet, sinon que nous avons conscience de notre ignorance.

Tout ce que l'observation semble permettre de considérer comme possible, et peut-être même comme probable, c'est que le développement spontané de la rage est favorisé par tout ce qui exerce, sur le système cérébral des animaux susceptibles de la contracter, une excitation quelconque. Les contraintes de toutes sortes paraissent devoir être placées au premier rang des causes de cet ordre ; mais en admettant pour réelle l'influence de l'excitation cérébrale, il reste toujours un fait absolument inexplicable, dans l'état actuel de la science : c'est celui de la génération du virus rabique, agent mystérieux dont la plus faible parcelle peut communiquer la maladie, et dont nous allons maintenant nous occuper particulièrement.

Ici, notre base sera plus sûre, puisque nous pourrons nous appuyer sur l'expérimentation ; et nous avons par là l'assurance d'arriver à des résultats précis et exacts, c'est-à-dire véritablement scientifiques.

XIII.

Degré de la contagion de la rage.

Il est maintenant démontré de la manière la plus certaine que la salive seule des animaux enragés possède des propriétés virulentes. Cette vérité scientifique est due surtout aux recherches et aux expériences si nombreuses et si bien instituées de M. Renault, expériences auxquelles nous devons toute la lumière que nous pourrons porter sur le point de la question dont nous avons maintenant à nous occuper.

Jamais la rage, en effet, n'a pu être inoculée par l'insertion d'aucune autre matière animale que le liquide salivaire ; l'inoculation du sang de chien enragé notamment, est d'une innocuité parfaite.

Je ne m'arrêterai pas pour disserter à perte de vue sur un fait aussi inexplicable, dans l'état actuel de nos connaissances, qu'il est curieux et certain. Je dirai seulement ici qu'il appartient à la science d'en trouver l'explication, et qu'il n'y a point apparence que l'on soit en mesure d'assigner à la rage sa véritable cause, ou ses véritables causes, tant que ce problème fondamental ne sera pas résolu. L'étude des propriétés et de la nature des virus est tout à fait digne de tenter les savants de notre époque, qui ont su trouver déjà le mot de tant d'énigmes. En attendant, nous devons nous en tenir aux phénomènes, et relater exactement, autant que possible, les particularités du mode d'action du virus rabique, mises en lumière par les expériences de M. Renault.

L'action de l'élément virulent contenu dans la salive du chien enragé, ou pour mieux dire, l'action contagieuse de cette salive, n'est pas telle qu'elle soit capable de transmettre infailliblement la maladie. C'est là, dans l'histoire de la rage, un fait extrêmement important, on le comprendra sans peine. Et l'on saisira aussi de quelle utilité il pouvait être d'établir au juste le degré de la contagion rabique, de montrer à l'individu contaminé dans quelles limites il conserve des chances d'en demeurer indemne. On se fera un peu plus tard une idée encore plus juste de l'importance de cette partie du sujet que nous étudions, lorsqu'on saura la part considérable qui revient au moral dans le développement de la rage communiquée. Et aussi bien ne l'a-t-on pas déjà vu, par la sûreté avec laquelle la vue d'un animal appartenant à l'espèce de celui qui a communiqué la rage, provoque la venue d'un accès rabique chez celui qui a été mordu ou inoculé.

Il est dans la nature de l'homme de se rattacher volontiers à l'espoir, pour peu qu'on lui en ouvre la perspective. Or, en montrant par des faits solidement établis et irrécusables, que tout individu mordu par un animal enragé, ou ayant été directement inoculé avec de la salive rabique, conserve une proportion relativement considérable de chances de demeurer réfractaire à la maladie, on fait plus assurément pour l'hygiène publique, que si l'on avait disserté durant plusieurs volumes sur les causes hypothétiques de la rage, ou bien sur l'infaillibilité préventive de quelque drogue. Et c'est précisément ce service qui a été rendu à la science et à l'humanité par l'esprit net et pratique du savant directeur de l'École d'Alfort.

Les recherches de M. Renault, à cet égard, sont de deux ordres : les premières ressortissent à la statistique, les secondes sont purement expérimentales. Je vais en relater sommairement les résultats.

De 1827 à 1837, c'est-à-dire dans une période de dix ans, 244 chiens ayant été mordus par des chiens enragés ou regardés comme tels, sont entrés dans les hôpitaux de l'École d'Alfort ; tous ces animaux y ont été conservés au delà de deux mois en observation, sans avoir suivi aucun traitement. Sur ce nombre, 74 seulement (le tiers environ) sont devenus enragés ; les 130 autres n'ont rien éprouvé.

Des relevés pareils, faits sur les registres de la clinique de l'École vétérinaire de Lyon, ont établi que pour les animaux accidentellement mordus dans les rues de la ville et mis en observation, la proportion de ceux qui sont devenus enragés a été encore plus faible ; elle est de 1 sur 5 pour les chiens, et de 1 sur 4 pour les chevaux.

A l'École de Toulouse, M. le professeur Lafosse, sur 16 cas bien constatés, n'a vu survenir la rage que cinq fois, sur des chiens, des bêtes bovines ou des chevaux.

A l'École vétérinaire de Berlin, d'après le savant professeur Hetwig, sur 137 chiens mordus dans les rues et amenés à sa clinique de 1823 à 1837, pour y être mis en observation, 16 seulement auraient contracté la rage, 121 n'auraient rien éprouvé ; c'est-à-dire, par conséquent, que la proportion, à Berlin, serait dans ces cas de 1 sur 8.

Les faits recueillis relativement au développement de la rage sur l'espèce humaine, dans le cours de l'enquête du comité consultatif d'hygiène publique, bien que, pour les raisons déjà énoncées, ils ne méritent qu'une médiocre contiance, ces faits peuvent cependant avec quelque avantage être relatés ici.

En 1853 et 1854, sur 99 personnes mordues simultanément, dit le rapport, par des animaux « manifestement enragés, » 41 seulement ont été ultérieurement frappées par la contagion. A côté de ces chiffres généraux, M. Ambr. Tardieu emprunte à M. le docteur Berthet, membre de la commission cantonale d'hygiène d'Autrey, dans le département de la Haute-Saône, un fait particulier bien observé, et qui s'éloigne beaucoup de la proportion ci-dessus. Ainsi, il s'agit d'un loup enragé qui a mordu cinq bestiaux, dont deux sont morts de la rage et trois ont été abattus, et en même temps neuf personnes, sur lesquelles deux seulement ont succombé à la maladie.

De 1855 à 1858 inclusivement, l'enquête a signalé un nombre de 198 individus atteints de « morsures virulentes ; » sur ce nombre, 112 seulement auraient contracté la rage, c'est-à-dire environ 6 sur 10 ; proportion qui se rapproche de celle établie à Alfort pour les chiens.

« Mais, dit M. Renault dans le document auquel j'emprunte quelques-uns des résultats de ses expériences (*Rapport fait à l'Académie de médecine en* 1852), on conçoit, au point de vue scientifique, que ces chiffres ne sauraient donner la mesure d'activité ou de puissance du virus rabique, en ce sens : 1° que la certitude de l'existence de la rage sur les chiens qui ont mordu n'a pas toujours existé ; 2° que la trace des morsures n'a pas toujours été recherchée et reconnue sur tous les chiens déposés à l'École, et que dès lors il n'est pas démontré qu'ils aient été mordus ; 3° qu'ils ont pu être mordus dans des régions où l'abondance des poils aurait empêché la salive de pénétrer jusqu'à la plaie. »

En vue de recueillir sur ce point des données plus rigoureuses, M. Renault a fait un nouveau relevé sur une autre série de faits exempts de ces causes d'incertitude et d'erreur. Depuis 1830, ce savant se livré à des expériences sur la plupart des virus. Par la trop faible partie de ses résultats qu'il a déjà communiquée à l'Institut; par le parti qu'il en a tiré, au sujet du typhus contagieux des bêtes bovines, en rendant à notre industrie nationale le service de démontrer que, tels qu'ils sont introduits en France à l'état de dessiccation, de salaison, ou après avoir subi la fusion, les débris des animaux morts de cette maladie dans les steppes de la Russie méridionale peuvent, sans danger de contagion, y être acceptés; par tout cela, on peut juger de la richesse des matériaux dont il s'agit, et regretter qu'ils n'aient pas déjà été tous livrés au public. En ce qui concerne la rage, dont M. Renault s'est particulièrement occupé, nous possédons le relevé plus haut relaté, lequel établit que, de 1830 à 1852, 99 individus, chiens, chevaux ou moutons, ont été mordus sous ses yeux par des chiens enragés, et cela dans des régions où la peau est fine et dépourvue de poils, dans les meilleures conditions, par conséquent, de contagion, ou bien de la salive prise dans la bouche d'animaux enragés, a été déposée directement sous l'épiderme d'autres animaux sains; or, sur ce nombre de 99 individus, 67 seulement sont devenus enragés; les 32 autres, conservés en observation pendant plus de cent jours, n'ont rien éprouvé.

Il résulte donc de ce relevé que, dans ces circonstances où toutes les conditions favorables à la contagion de la maladie se trouvaient réunies, cette contagion est demeurée nulle sur un quart environ des animaux inoculés. La même proportion d'inoculations non suivies d'effet a été constatée à l'École de Lyon. Le professeur Hertwig, qui a inoculé ou fait mordre sous ses yeux, à Berlin, 25 chiens, n'a constaté la rage que sur 10; suivant la coutume des expérimentateurs, la salive rabique destinée aux inoculations avait été recueillie pendant l'accès.

De tous ces faits rassemblés par M. Renault et observés dans des conditions différentes ou obtenus expérimentalement par divers auteurs dont la compétence est reconnue, — condition qui leur donne une valeur probante certaine, — il faut conclure que les *deux tiers des individus mordus par des*

chiens de rue enragés ou supposés tels, ne contractent pas la rage; d'un autre côté, que dans le cas même où le virus a été positivement inoculé, un tiers au moins des sujets échappent à son action.

Il faut crier bien haut ces deux conclusions des recherches de M. Renault, car, ainsi qu'il l'a dit lui-même avec raison, elles sont bien évidemment, à divers points de vue, d'une importance capitale dans l'étude de la rage.

Elles sont conformes, d'ailleurs, à ce qui s'observe pour les maladies contagieuses, en général, à l'égard desquelles un certain nombre d'individus se montrent toujours réfractaires. Il n'est pas possible de dire à quoi peut être attribuée cette immunité, que l'on a coutume de considérer comme résultant d'une force de résistance particulière ; — ce qui est, comme on voit, résoudre la question par la question. — Quoi qu'il en soit, il nous suffit, à notre point de vue présent, qu'elle soit bien constatée ; et, après ce qui précède, on ne saurait conserver à cet égard le moindre doute.

Un des résultats les plus frappants du fait dont il s'agit, c'est l'explication extrêmement plausible qu'il donne de la confiance si absolue que tant de personnes de bonne foi et même éclairées accordent à ces panacées qui, en si grand nombre, sont préconisées à titre de moyen préservatif de la rage. Je consacrerai plus loin un article spécial à ce sujet, qui ne laisse pas, à certains égards, d'être délicat à aborder ; mais il est facile de voir, dès maintenant, que pour les observateurs vulgaires le moyen bénéficie nécessairement de tous les cas dans lesquels, naturellement, la maladie ne se serait point montrée, parce que les individus y étaient réfractaires, ou parce que les conditions de l'inoculation ne se sont pas trouvées réunies.

Au point de vue purement pratique, il est bon d'insister, précisément, sur cette dernière considération ; car il ne faut rien négliger de ce qui est de nature à diminuer les angoisses des malheureux qui ont été mordus par un chien enragé, ou soupçonné de l'être. Dans ce cas, un grand nombre d'obstacles peuvent assurément s'opposer à l'insertion de la salive rabique dans les tissus susceptibles de permettre son absorption. Et c'est là sans doute qu'il faudrait voir la différence que nous avons signalée dans la proportion des cas de rage développés chez l'homme, à la suite de morsure, comparés à ceux qui ont été notés, dans de meilleures conditions, il est vrai, pour les animaux.

En effet, parmi ces obstacles qui sont de nature à arrêter l'introduction du germe de la maladie dans les plaies faites par un chien enragé, il faut mettre en première ligne les vêtements, dont l'étoffe essuie la dent, au moment où elle la traverse pour pénétrer dans les chairs. Le même phénomène peut aussi se produire sur les surfaces recouvertes de poils. L'enquête du comité consultatif d'hygiène publique nous fournit à cet égard des chiffres significatifs.

Ainsi, dans les années **1853** et **1854**, sur **28** cas dans lesquels le siége des morsures a été indiqué, ce siége est **10** fois au visage, **7** fois aux mains, **6** fois aux bras et **5** fois seulement aux membres inférieurs. Dans les années **1855**, **1856**, **1857** et **1858**, sur **145** cas, les morsures avaient été faites :

Aux membres supérieurs et principalement sur les mains	79 fois.
Au visage	37 —
Aux membres inférieurs	29 —

C'est toujours, à peu de chose près, la même proportion, entre les chances d'apparition de la rage chez les individus atteints par des morsures sur des parties couvertes, ou non, par les vêtements. Et l'on voit par là combien ces chances sont moins considérables, lorsque la dent a dû traverser ceux-ci pour pénétrer dans les chairs. On sera surtout frappé de la différence, si l'on songe que les régions inférieures du corps étant bien plus faciles à atteindre, elles ont dû par conséquent être beaucoup plus souvent que les autres le siége de morsures.

Avant d'abandonner ce sujet, nous emprunterons au même document d'autres chiffres, qui sont de nature à donner une idée des chances de contagion rabique que font relativement courir à l'homme les diverses espèces d'animaux carnassiers avec lesquels il a des rapports habituels ou fortuits.

Pour la période qui s'étend de **1850** à **1859**, les **228** cas de rage humaine relatés dans l'enquête se décomposent de la manière suivante, quant à l'origine de la contagion :

188	proviennent de la morsure		du chien ;
26	—	—	du loup ;
13	—	—	du chat ;
1	—	—	du renard.

Le triste avantage qui, dans cette statistique, appartient au chien, s'explique sans peine par la grande disproportion du nombre total de ces animaux, et aussi peut-être par d'autres causes, sur lesquelles j'ai cherché plus haut à appeler l'attention. On voudra bien remarquer, par exemple, qu'il n'est venu à l'idée de personne de prendre des mesures de police contre les chats, qui peuvent, tout aussi bien que le chien, contracter spontanément la rage. Il ne serait peut-être pas impossible que cela fût pour quelque chose dans la moindre fréquence des cas de rage communiqués par les animaux de cette espèce, admis comme ceux de l'espèce canine dans notre intimité.

XIV.

Durée de l'incubation du virus rabique, et circonstances qui influent sur la contagion de la rage.

On conçoit facilement de quelle importance il serait d'établir, d'une manière bien positive, la durée extrême de l'incubation du virus de la rage ; c'est-à-dire de montrer exactement au delà de quel terme les chances d'explosion de la maladie ont tout à fait cessé d'exister, chez l'individu mordu. Le rapporteur du comité consultatif d'hygiène publique a essayé de recueillir des chiffres à cet égard, que je vais relater ici ; malheureusement ces chiffres ne sont pas de nature à rien fixer, car ils montrent, — en admettant qu'ils soient bien exacts, — que l'incubation a été extrêmement variable.

En effet, sur 147 cas dans lesquels le moment de la morsure et celui de l'apparition des premiers symptômes ont été notés, l'enquête fournit les résultats suivants :

Dans 26 cas, l'incubation a été de moins de 1 mois ;
— 93 — — de 1 à 3 mois ;
— 19 — — de 3 à 6 —
— 9 — — de 6 à 12 —

Ensuite de ces chiffres, M. Ambr. Tardieu fait remarquer que, d'après quelques observations récentes, il semblerait devoir être admis que la durée de l'incubation du virus rabique est d'autant plus courte, que le sujet mordu est plus jeune. Il n'y aurait dans ce fait, s'il est vrai, rien qui doive étonner. On sait fort bien que, chez les enfants, toutes les maladies ont toujours une évolution plus prompte et plus rapide que chez les adultes et les vieillards.

Mais il y a dans les annales des faits assez nombreux et méritant, il est vrai, confiance à des degrés bien divers, qui font voir que, sous l'empire de certaines circonstances, l'explosion du virus rabique demeuré latent dans l'économie, après la morsure d'un animal enragé, peut se faire au delà d'une période très prolongée. On raconte quelque part l'histoire de deux frères qui furent mordus le même jour par un chien atteint de la rage, sans qu'aucune précaution ait été prise pour prévenir la contagion. Peu de jours après l'accident, l'un des frères partit pour l'Amérique. Uniquement préoccupé des soucis d'une longue traversée, des affaires qui le conduisaient dans le Nouveau-Monde, et s'étant trouvé, dès son débarquement, aux prises avec cette activité fiévreuse de la société américaine, il oublia bientôt tout ce qui pouvait se rapporter à l'accident dont il vient d'être parlé. Cependant le frère demeuré en France ne tarda point à ressentir les terribles atteintes du mal rabique et à y succomber.

Après un séjour qui se prolongea au delà de quinze années, durant lequel aucune nouvelle de sa famille ne lui était parvenue, et durant lequel aussi il n'avait point cessé de jouir de la santé la plus florissante, l'habitant du Nouveau-Monde songea à retourner dans sa patrie et s'embarqua pour la France. Dès son arrivée dans notre pays, la fin malheureuse de son frère lui ayant été révélée avec tous ses détails, il lui revint à la mémoire que lui aussi avait été mordu alors par le même chien, et il en ressentit une impression de terreur très vive. Bientôt, les symptômes de la rage se montrèrent, et de même que son frère il y succomba.

Si cette anecdote, plus ou moins authentique, avait été recueillie avec toutes les précautions capables de lui faire acquérir la valeur rigoureuse et les caractères d'un fait scientifique, elle serait suffisante pour fournir la démonstration péremptoire de l'influence, au moins excessivement probable, qui revient aux impressions morales, dans ce que l'on pourrait appeler l'éclosion du virus rabique.

Cette influence, dis-je, est excessivement probable. On ne peut se défendre de l'admettre lorsqu'on a étudié de près les terreurs que la seule idée de la possibilité d'une atteinte de la rage exerce sur les natures les plus énergiques et les plus éclairées. Le digne fils de feu le professeur Vatel me racontait récemment que son père, mort il y a quelques années, après avoir longtemps et honorablement exercé la médecine vétérinaire à Paris, avait donné une preuve bien saisissante de la réalité de ces terreurs. Un chien malade, qu'il avait été appelé à visiter, le mordit un jour au doigt. Quoique rien d'apparent ne pût faire soupçonner l'existence de la rage chez ce chien, M. Vatel se rendit cependant aussitôt dans le cabinet de M. Ricord, situé dans le voisinage, et réclama de l'obligeance de l'éminent chirurgien une cautérisation profonde de sa blessure. La plaie cautérisée suivit la marche ordinaire, non sans causer toutefois de très vives douleurs, et aucun symptôme rabique ne se montra d'ailleurs sur le chien.

Néanmoins, l'impression première avait été si intense, que M. Vatel n'en revint jamais. Il lui fut, à partir de ce moment, absolument impossible de tolérer la vue d'un chien libre et à sa portée, sans en ressentir un sentiment pénible, que tous les efforts de logique de sa belle intelligence et de sa haute raison ne purent jamais dissiper.

Un autre vétérinaire de Paris, Barthélémy aîné, comme Vatel ancien professeur de l'École d'Alfort, de plus membre et ancien président de l'Académie de médecine, et, comme Vatel aussi, solidement trempé au physique et au moral, Barthélemy a fourni un exemple non moins frappant de la ténacité des impressions une fois causées par la peur de la rage. Voici comment M. Renault raconte le fait, dans l'Éloge historique de son collègue, qu'il a lu à la séance de rentrée de la Société impériale et centrale d'agriculture, en 1856 :

« Pendant les premières années de son professorat, dit l'historien de Barthélemy, il avait été mordu par un chien qui, quelques jours après, mourut de la rage. Bien qu'il se fût immédiatement cautérisé, il en conçut et conserva une terreur telle que, à partir de ce moment, non-seulement il ne put supporter la vue d'un animal atteint de la rage, mais qu'il éprouvait un sentiment d'inexprimable angoisse lorsque le nom de cette maladie était prononcé devant lui.

» Un jour, en 1847, il passait sur le boulevard Saint-Martin. Il aperçoit un rassemblement, s'informe, et apprend qu'il s'agit d'un enfant que vient de mordre, à l'instant même, un chien enragé. Oubliant ou refoulant ses terreurs, il saute de sa voiture, écarte la foule, prend dans ses bras l'enfant mutilé qu'on laissait et regardait sangloter sans lui rien faire, le porte chez le pharmacien le plus voisin, cautérise une à une et profondément ses nombreuses blessures ; puis l'emmène et le reconduit chez ses parents, prescrit minutieusement tous les soins que son état réclame, et disparaît sans s'être fait connaître.

» Pendant tout ce temps, dit le domestique qui l'accompagnait, monsieur avait la figure toute bouleversée et était plus pâle qu'un mort. »

J'ai rapporté cette anecdote pour faire voir que si Barthélemy, après avoir été mordu par un chien enragé, s'était montré toute sa vie obsédé par la terreur de la rage, ce n'est pas faute de caractère.

Cette terreur, aussi bien, ne semble-t-elle pas instinctive, puisque, dans l'exposé des symptômes de la maladie, nous avons eu l'occasion de voir avec quelle sûreté la vue seule d'un animal appartenant à l'espèce d'où provient le virus rabique provoque la venue de l'accès. N'avons-nous pas vu aussi que le chien le plus vigoureux fuit terrifié, à l'aspect du roquet le moins volumineux, atteint de rage, et lorsqu'il suffirait au premier d'un seul coup de dent pour lui couper les reins?

Il y a donc là, évidemment, une influence dont la cause nous échappe, mais qui n'en est pas moins certaine. Peut-être sera-t-il possible un jour de s'en rendre compte, si jamais il nous est donné de saisir la trace des modifications imprimées à l'économie par le virus rabique. Quoi qu'il en soit, cette influence du moral doit nécessairement avoir une grande part dans les variations qui se font observer au sujet de la durée d'incubation dudit virus. Il n'est point douteux pour moi que la quiétude de l'esprit doive la retarder plus ou moins, et même dans certains cas l'éloigner indéfiniment. Il faut voir dans cette circonstance, sans aucun doute, en même temps que dans les faits dus aux savantes recherches de M. Renault, relatives à la proportion des individus mordus, la raison de l'apparente efficacité des recettes bizarres préconisées à titre de préservatif infaillible, et dans l'histoire desquelles il y a toujours quelque peu de merveilleux. C'est pour ce motif qu'il ne serait peut-être pas bon de combattre trop directement les croyances populaires à cet égard; toutefois, à la condition qu'elles ne devront pas avoir pour effet de faire négliger l'emploi des précautions rationnelles et d'une efficacité mieux démontrée.

La ferme conviction que, par le fait d'un remède quelconque, on échappera à la contagion du virus rabique, me paraît être une excellente condition pour en empêcher l'éclosion. Il n'y a dans cette opinion rien qui choque la raison, puisqu'il est démontré scientifiquement qu'un certain nombre d'individus demeurent réfractaires à l'action de ce virus, encore bien qu'il leur ait été inséré avec toutes les précautions les plus propres à en assurer les effets. Et cette circonstance est plus qu'aucune autre de nature à rassurer les personnes mordues, puisqu'il en résulte qu'elles ont au moins une chance sur trois de ne pas contracter la maladie, en les supposant placées dans les plus mauvaises conditions ; car, dans les circonstances ordinaires, ces chances peuvent s'élever jusqu'à la proportion énorme de deux sur trois.

Quoi qu'il en soit, et pour revenir au point qui nous a d'abord occupés dans cet article, je dirai que l'histoire de la rage est remplie de faits qui prouvent que la période d'incubation du virus peut varier à l'infini et s'étendre au delà de plusieurs années; je ne parle, bien entendu, que des faits méritant créance, et tels qu'ils sont rapportés dans les journaux de médecine; je laisse de côté ceux que l'on rencontre à chaque instant aux *nouvelles diverses* des journaux politiques, trop souvent fabriquées à plaisir, ou rédigées avec une grande ignorance, en quoi ces journaux ne respectent peut-être pas assez leur propre dignité et celle du public.

Le docteur Valentin, chirurgien de l'hôpital de Vitry-le-François, publiait, il y a trois ans environ, dans l'*Union médicale*, l'observation d'un malheureux qui avait succombé à la suite d'une morsure de chien enragé, subie dix-huit mois auparavant. Ce malade, mort après avoir présenté tous les symptômes de la rage, avait eu seulement une légère blessure au doigt, et le chien qui la lui avait faite n'était nullement furieux ni exaspéré ; il avait été considéré comme malade, mais point du tout comme enragé.

On pense, en effet, que l'état de fureur ou d'exaspération du sujet qui fournit le virus, peut être pour quelque chose dans l'apparition plus ou moins prompte des symptômes du mal. On pense aussi que l'activité du virus s'amoindrit à mesure qu'il se reproduit, la rage spontanée étant toujours contagieuse à un plus haut degré que la rage communiquée. Et c'est ainsi que l'on explique la communication plus sûre de la maladie par le loup, dont nous avons vu plus haut un frappant exemple emprunté aux rapports des médecins sanitaires du Levant. En outre, sur 254 personnes mordues par des loups, dont M. Renault (*loco citato*) a relevé avec soin les observations dans différents auteurs, 164 sont devenues enragées ; et M. Renault se montre disposé à admettre que le fait du développement plus ordinairement spontané de la maladie, chez ces animaux, peut être pour quelque chose dans la production du phénomène, en même temps que cette autre considération, qu'ils mordent presque toujours leurs victimes au visage, au cou ou sur la tête.

En résumé, on voit qu'il n'est pas actuellement possible de fixer des limites précises à la durée de l'incubation de la rage. Cette durée varie essentiellement, et très probablement sous l'influence de deux causes : l'activité propre du virus rabique, suivant qu'il provient d'un cas spontané, ou communiqué, suivant qu'il a été puisé pendant un accès plus ou moins intense ; et aussi, sans aucun doute, l'état moral de l'individu inoculé, qui favorise ou non l'éclosion de la maladie, suivant que celui-ci s'abandonne à ses terreurs, ou qu'il réagit, dans la confiance qu'il n'y doit pas succomber.

Il y aurait, cependant, un grand intérêt à pouvoir fixer d'une manière précise la durée de l'incubation du virus rabique. On puiserait dans cette connaissance des motifs d'une grande sécurité, la période étant une fois écoulée sans accident, sécurité qui ne peut être, quant à présent, en aucun temps absolue. Cela permettrait, en outre, d'assigner un terme déterminé à la suspicion dans laquelle doit être tenu le chien qui a été mordu.

Malheureusement, aucune donnée scientifique exacte n'a pu être encore obtenue à ce sujet. Pour ce qui concerne l'homme, il est infiniment probable qu'après une centaine de jours, il n'y aura plus guère de chances d'accident; c'est tout ce qu'on peut en dire; mais quant au chien, le parti à prendre est moins douteux. La sagesse la plus élémentaire commande, en pareil cas, de considérer comme à jamais suspect le chien qui a été mordu, quand même l'auteur de la morsure n'aurait pas pu être suffisamment examiné pour que l'existence de la rage fût chez lui à l'abri de doute; dès lors, le seul conseil qu'un vétérinaire consciencieux et instruit doive donner en cette occurrence, c'est de sacrifier immédiatement le pauvre animal, quoiqu'il en puisse coûter à la sensibilité bien naturelle de son maître. Ce sacrifice seul peut détruire une cause permanente d'angoisse, à laquelle l'explosion toujours probable de la rage, chez un pareil chien, doit nécessairement donner lieu.

XV

Les Recettes antirabiques

Il existe un très grand nombre de personnes qui, toutes, ont la prétention de posséder des spécifiques contre la rage. Ces panacées présentent deux caractères communs, bien qu'elles varient à l'infini, sous le rapport de leur composition : 1° elles sont généralement absurdes, au point de vue de la matière médicale; 2° elles ont toujours quelque chose qui tient un peu du merveilleux, soit dans leur mode de transmission héréditaire, soit dans la manière dont elles doivent être administrées pour être efficaces. Il y a encore une autre remarque à faire : c'est que, dans la presque totalité des cas, le lucre et le charlatanisme sont étrangers à l'exploitation des remèdes préventifs de la rage ; on se les transmet dans les familles, à la condition d'en faire bénéficier gratuitement l'humanité.

Lorsqu'on examine froidement la constitution pharmacologique de ces remèdes, composés le plus ordinairement de jus ou de décoctions de plantes, mêlés à divers ingrédients, souvent fort singuliers ; quand on est en mesure de s'apercevoir des incompatibilités nombreuses, des actions physiologiques inverses, de l'inanité complète, des parties composantes desdits remèdes ; quand enfin on songe que la maladie qu'il s'agit de combattre nous est absolument inconnue dans sa nature, il demeure tout à fait impossible de comprendre comment une efficacité quelconque pourrait en résulter.

Cependant le nombre est grand des gens, même éclairés, qui ont de cette efficacité la conviction la plus absolue. Ils s'embarrassent peu de savoir pourquoi ou comment les individus qui prennent le remède après avoir été mordus doivent être préservés de la rage ; ce qui les intéresse, c'est que, un certain nombre de fois, cela soit arrivé ; c'est-à-dire que l'évolution de la rage ne se soit point faite chez des sujets mordus qui avaient pris le remède.

On conçoit, en effet, que, pour le vulgaire, c'est là l'important ; ce qu'il lui faut, après tout, c'est être préservé de la maladie, et il croit fermement l'être.

Tel est le point de vue auquel il convient de se placer, suivant moi, pour juger cette question fort délicate de la valeur prophylactique des recettes empiriques contre la morsure des animaux enragés. Il est absolument impossible de comprendre leur action médicamenteuse, si elles en ont une ; mais on ne comprend pas mieux, d'un autre côté, la nature de la maladie. Et il est d'autant plus permis, en pareil cas, de faire de l'empirisme, qu'il faut à tout prix calmer les terreurs si poignantes qui assiégent les malheureux qui se croient sous le coup de la rage.

Tout bien considéré, je me reprocherais donc, dans une matière aussi obscure, de rien décider de ce qui doit au moins demeurer indécis. Je ne suis en aucune façon humilié parce que ma raison me commande de m'incliner devant ce que je ne puis me dispenser de considérer comme absurde ; mais, absurde ou non, il suffit, à mon sens, que cela inspire confiance ; et puis, qui dit que l'absurdité n'est pas précisément la condition du succès ? Après ce que nous avons fait voir de l'influence des impressions morales sur l'évolution du virus rabique, tous les lecteurs intelligents comprendront commen il se fait que je demeure au moins dans le doute au sujet de la vertu préservatrice des remèdes antirabiques, quels qu'ils soient.

Dès qu'il s'agit de neutraliser, par l'administration d'un médicament interne, une influence pathogénique quelconque la question devient extrêmement obscure et difficile à éclaircir. Il y a tel remède dont nous avons cru longtemps comprendre l'action, de l'efficacité duquel nous étions fermement convaincus, et qui est aujourd'hui reconnu comme parfaitement inoffensif. En matière de thérapeutique, il convient d'être très modeste. Laissons donc au malheureux malade le seul bien certain que nous puissions lui donner dans cet ordre d'idées, la confiance au remède.

Mais si nous ne savons rien de ce qui se rapporte aux médicaments administrés à l'intérieur, nous sommes fort heureusement plus avancés sur un autre point. La connaissance positive du mode de propagation de la rage par l'inoculation de la salive rabique, devait nécessairement fournir un moyen certain de prévenir les résultats de la morsure.

En effet, on se rend compte sans difficulté qu'il doit suffire de détruire, par un procédé quelconque, le virus rabique avant qu'il ait pu être absorbé, pour rendre son action absolument nulle. Il est reconnu que la seule méthode efficace de destruction est une cautérisation énergique, et, autant que possible, au fer rouge. Cette opération décompose, non-seulement le véhicule du virus et le virus lui-même, mais encore toutes les parties qui ont été en contact avec eux, et rend, par conséquent, toute action ultérieure impossible.

La cautérisation est donc le seul moyen nettement et positivement efficace pour prévenir l'inoculation de la rage. En détruisant le virus, on rend impossible la contagion ; mais c'est toutefois à la condition que cette opération soit pratiquée dans des conditions et avec des précautions que je vais indiquer.

La première de toutes les conditions est que la cautérisation ait lieu au moment le plus rapproché possible de celui de la morsure. Il résulte de nombreuses expériences de M. Renault, instituées à Alfort sous les yeux des élèves, mais malheureusement encore inédites, que les virus en général, et celui de la rage en particulier, lorsqu'ils ont été inoculés, sont absorbés avec une rapidité effrayante. Si je ne me trompe, ces expériences tendraient à prouver qu'après seulement quelques minutes, il ne serait plus temps de détruire le virus.

Le rapport de M. Ambroise Tardieu contient, au sujet de l'efficacité de la cautérisation, des chiffres instructifs, qu'il est bon de transcrire. De 1852 jusqu'à 1858, l'enquête administrative a permis de recueillir des renseignements précis sur le compte de 115 personnes mortes de la rage ; je lui en emprunte le tableau :

Années.	Morts de la rage.	Pas de cautérisatoin.	Cautérisation tardive.	Cautérisation insuffisante.
1852 / 1853 / 1854	44	26	18	»
1855	21	11	5	5
1856	20	11	6	3
1857	13	10	3	»
1858	17	6	5	6
	115	64	37	14

On voit par là qu'il y a bien peu de différence entre la mortalité des individus mordus qui ont été abandonnés à eux-mêmes, et celle des personnes n'ayant subi qu'une cautérisation tardive ou insuffisante. Pour être efficace, cette opération doit, je le répète, être prompte et profonde. De tous les procédés de cautérisation qui peuvent être mis en pratique, celui qui doit être dans tous les cas préféré, est, sans contredit, le fer rouge. Aucun des caustiques dits potentiels, qu'il soit solide ou liquide, et quelle que soit d'ailleurs son énergie, ne saurait lui être comparé comme certitude d'efficacité. On peut, en outre, se le procurer partout et juger immédiatement de l'étendue de son action, que l'on peut prolonger ou restreindre à sa guise.

Il va sans dire que l'on doit toujours faire agir le fer rouge directement sur la surface contaminée par la salive rabique, afin d'être plus sûr d'opérer sa destruction. Dans le cas de plaie anfractueuse, il ne faut donc pas craindre les débridements capables de permettre l'abord du cautère.

Le temps que l'on est obligé d'employer à faire rougir celui-ci au feu, et qui doit être le plus possible réduit, ce temps ne doit point s'écouler dans l'inaction : on lavera la plaie à l'eau courante, en facilitant le plus possible l'écoulement du sang par l'application d'une compresse entre la plaie et le centre circulatoire, et même à l'aide de ventouses, si cela est possible; ce que l'on peut toujours faire, c'est d'appliquer un lien fortement serré au-dessus de la région mordue. Ces moyens sont de nature à retarder au moins l'absorption du virus et à rendre plus certaine l'efficacité de l'action du fer rouge sur les tissus.

L'imminence du danger, paraît-il, et la conscience que l'on en a diminue singulièrement l'impression douloureuse que produirait, dans de toutes autres conditions, la combustion des chairs. Je connais des personnes qui m'ont dit avoir trouvé une certaine volupté dans cette opération affreuse, parce qu'elles étaient sans doute sous le coup de la terreur d'une éventualité rabique, et qu'elles y trouvaient la certitude d'en être préservées. Je n'ai jamais eu à me cautériser pour la rage ; mais il m'est arrivé plusieurs fois de le faire à la suite d'inoculations de matières douteuses, et je déclare que l'imminence du danger amoindrit singulièrement la sensation physique ordinairement produite par le feu.

Quoi qu'il en soit, cautérisation prompte, profonde, radicale avec le fer rouge, voilà le seul moyen préservatif de la rage sur l'efficacité absolue duquel on puisse compter après la morsure d'un animal enragé. Et je ne saurais trop insister pour faire savoir combien il importe de ne point perdre de temps. Tous les caustiques minéraux, les acides et les alcalis les plus énergiques, le beurre d'antimoine, le brôme lui-même, préconisé dans ces derniers temps, ne doivent être usités que dans les cas où il est absolument impossible de se servir du cautère actuel.

Après que toutes les morsures, — quel que puisse être leur nombre, — ont été attentivement et profondément cautérisées, de manière à rendre impossible l'absorption du virus, je ne vois aucun inconvénient, pour ma part je dirai même que je vois des avantages, à ce que la personne mordue prenne les remèdes empiriques auxquels elle peut avoir confiance. Mais, quelque grande que soit celle-ci, on m'accordera, j'espère, que la cautérisation immédiate, dont l'effet se comprend si bien, mérite à tous égards la préférence, et qu'il y a de même tout avantage et jamais inconvénient à commencer par là.

FIN.

Paris. — Imp. de Dubuisson et Ce, r. Coq-Héron, 5.

LE

MEILLEUR PRÉSERVATIF

DE

LA RAGE

PAR

A. SANSON

PARIS

P. ASSELIN
LIBRAIRE DE LA FACULTÉ DE MÉDECINE
PLACE DE L'ÉCOLE-DE-MÉDECINE

F. SAVY
LIBRAIRE-ÉDITEUR
24, RUE HAUTEFEUILLE

BRUXELLES. — BROUWET, Office de publicité.

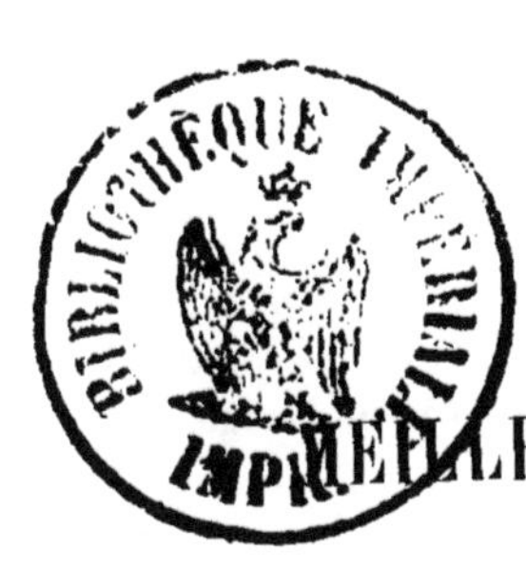

LE

MEILLEUR PRÉSERVATIF

DE

LA RAGE

TABLE DES MATIÈRES

PARIS. — IMP. SIMON RAÇON ET COMP., RUE D'ERFURTH, 1.

LE

MEILLEUR PRÉSERVATIF

DE

LA RAGE

PAR

A. SANSON

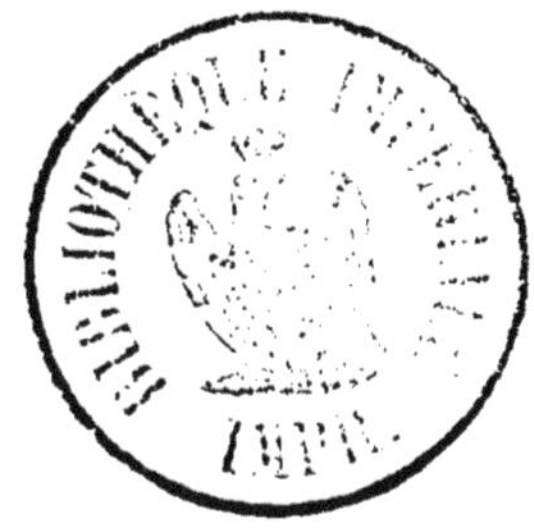

PARIS

P. ASSELIN
LIBRAIRE DE LA FACULTÉ DE MÉDECINE
PLACE DE L'ÉCOLE-DE-MÉDECINE

F. SAVY
LIBRAIRE-ÉDITEUR
24, RUE HAUTEFEUILLE

BRUXELLES. — BROUWET, Office de publicité.

1867

PARIS. — IMP. SIMON RAÇON ET COMP., RUE D'ERFURTH, 1.

www.ingramcontent.com/pod-product-compliance
Ingram Content Group UK Ltd.
Pitfield, Milton Keynes, MK11 3LW, UK
UKHW020932180726
13838UKWH00002B/896